U0455888

全国卫生职业院校实验实训教学规划教材

儿科护理实训教程

主　编　朱鹏云

副主编　辛　萍　王　茜

编　者　（以姓氏笔画为序）

王　茜（江西卫生职业学院）

朱鹏云（江西卫生职业学院）

刘　青（江西省儿童医院）

李　甜（江西卫生职业学院）

辛　萍（江西省儿童医院）

唐浪娟（南昌大学第四附属医院）

彭淑英（萍乡市卫生学校）

科学出版社

北　京

内 容 简 介

本书是全国卫生类中高职护理专业主干课程儿科护理学的配套教材。本书共有 5 个章节，包括概论、儿科常用检验标本的采集技术、儿科护理基本技术、新生儿及相关疾病护理技术和儿科专科疾病护理技术。在编写内容上依据高职高专的教学要求，并结合临床专科护理的新进展，突出每项技术的健康教育，体现护理专业的人文性，力求培养护生熟练运用护理技术的实际能力，以及与患儿、家长沟通和对患儿关怀的综合素质。

图书在版编目（CIP）数据

儿科护理实训教程 / 朱鹏云主编. —北京：科学出版社，2016.4
全国卫生职业院校实验实训教学规划教材
　ISBN 978-7-03-048038-5

　Ⅰ.儿…　Ⅱ.朱…　Ⅲ.儿科学－护理学－高等职业教育－教材
Ⅳ.R473.72

中国版本图书馆 CIP 数据核字（2016）第077691号

责任编辑：张立丽 / 责任校对：杜子昂
责任印制：赵　博 / 封面设计：金舵手世纪

科 学 出 版 社 出版
北京东黄城根北街16号
邮政编码：100717
http://www.sciencep.com
新科印刷有限公司　印刷
科学出版社发行　各地新华书店经销

*

2016 年 5 月第 一 版　开本：787×1092　1/16
2016 年 5 月第一次印刷　印张：13 1/2
字数：320 000
定价：32.50 元
（如有印装质量问题，我社负责调换）

前　言

　　本书是全国卫生类中高职护理专业主干课程儿科护理学的配套教材。通过本书的学习，学生能够将基础理论、基础知识、基础技能相结合，掌握儿科临床护理工作中最常用的基本技能，明确儿科护理技术实施的重要作用，并学会操作前对患儿的状况进行评估，随之做初步的相关计划，即人、物、环境的准备，掌握操作的方法，把握操作技能成功的要点，重视实施后的效果评价，抓住有针对性地开展健康教育的机会。本书的设计本着"紧跟儿科医学发展，适应现代化医院的要求，培养新型护理人才"的原则，采用"以人为中心的整体观念，以护理程序为框架"的模式，依据"贴近儿科临床、专业需要导向、就业内涵标准"为实际训练内容，将儿科的每种护理操作技能与相应的医学护理理论相融合，有机地贯穿于儿科临床的基础、专科护理之中，更好地发挥整体护理在儿科的功效，同时也有助于培养学生独立思考、科学分析、正确处理的能力，提高评判性思维能力和护理技能水平。

　　本书共有 5 个章节，包括概论、儿科常用检验标本的采集技术、儿科护理基本技术、新生儿及相关疾病护理技术和儿科专科疾病护理技术。在编写内容上依据高职高专的教学要求，并结合临床专科护理的新进展，突出每项技术的健康教育，体现护理专业的人文性，力求培养护生熟练运用护理技术的实际能力，以及与患儿、家长沟通和对患儿关怀的综合素质。

　　在编写过程中，我们参阅了部分国内最新出版的《儿科护理技术》《儿科护理学》等教材及相关指导丛书，同时得到了各编者学校和科学出版社的大力支持，在此表示衷心的感谢。

　　由于时间紧迫，编者水平有限，书中不足之处在所难免，恳请各学校师生批评、指正。

编　者

2016 年 3 月

目　　录

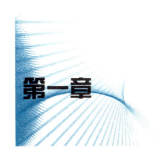

第一章

概　　论

第一节　儿科护理新进展

小儿是具有特殊需要和特性的个体，随着儿科医学的飞速发展、护理理念的更新，以及新仪器、新材料的广泛应用，儿科护理也随之得到很大的更新和发展。

一、儿科护理模式新进展

"以家庭为中心护理"（family centered care）是建立在医护人员、患儿及其家庭成员之间互利合作基础上的一种计划、提供和评价医疗护理的方法，其四个核心概念为尊重、分享信息、参与、合作。这四个概念之间的逻辑关系是医护人员只有尊重患儿家长的价值观和权利，把他们作为医疗团队的合作者，才可能为他们提供全面、真实的信息，鼓励他们参与到患儿的医疗护理决策和照顾中。该护理模式不仅能提升患儿、家长及医护人员的满意度，减轻患儿及其家长的焦虑，同时改善医护人员与患儿及家长之间的沟通，使医护人员对家庭的影响力有更多理解，对患儿及其家长的需求也有更多的回应和支持，营造一个相互支持的工作环境。

"儿童亲情快乐护理"是指在患儿住院的整个医疗护理过程中，以恢复患儿身心健康、满足其健康需求为主旨，以帮助患儿减少痛苦和增进快乐为目的的过程。其实质是整体护理和舒适护理"使人无论在生理、心理、社会、灵魂上达到最愉快的状态，或缩短、降低其不愉快的程度"这一核心理论在儿科临床护理中的具体应用。"儿童亲情快乐护理"符合儿童患者身心发育的特点，并可促进患儿的身心康复。

二、儿科护理观念的改变

疼痛是不舒适最严重的表现形式，对患儿是一种强烈的应激源。近年来大量研究证实，对于新生儿来说，不论足月儿或早产儿，疼痛可产生一系列近期和远期不良影响。近期不良影响包括对呼吸、循环、代谢、免疫、神经等方面的影响；远期不良影响包括对儿童期注意力不集中、学习困难、认知行为障碍等的影响，甚至可能与成年期发生的神经症或心理障碍有直接关系。

有研究表明，音乐疗法有镇痛效应，能稳定患儿情绪，减轻患儿的应激状态，可以减轻疼痛或掩盖不愉快的感受。同时从长远来看，音乐疗法对保护婴幼儿大脑及心理健康有积极意义。其他减轻疼痛的方法如袋鼠式护理，是指新生儿母（父）亲类似袋鼠等有袋动物照顾婴幼儿的方式，即由皮肤接触的方式将新生儿直立式地贴在胸口，提供他（她）所需的温度和安全感。

三、儿科静脉输液技术新进展

负压穿刺术是将输液调节器夹固在墨菲滴管下部约 20cm 处，在输液调节器下部的输液管前端用左手示指和环指夹紧反折并挤去头皮针前端液体约 0.5ml，使头皮针管压力明显低于静脉压力，形成负压。常规消毒皮肤后，穿刺，感觉针完全进入血管内即松开左手中的输液管，见回血后，将针向前平行推入少许，将头皮针按"S"形固定好，可以弥补小儿血管细、压力低（特别是腹泻时），即使针头进入血管也难以见到回血的缺点。

经外周中心静脉置管（PICC）已在临床普遍应用，尤其对于长期静脉营养和化疗的患儿，可有效地减少因反复穿刺血管造成的痛苦和创伤，减少静脉炎、药物外渗等并发症，并且其使用安全、维护简便、可长期留置；对于年龄小、穿刺不配合、已有化疗史、肘部血管条件差的患儿，则可以使用非超声引导下改良型赛丁格（MST）技术置入 PICC 导管；有条件者可以采用 B 超引导下 Seldinger 技术，该技术在超声引导下，可以克服盲穿反复穿刺的缺点，穿刺时间减少，患儿基本能配合操作，并且穿刺者可尽量避开肘关节处的血管，选择肘以上部位作为穿刺点，减少置管后对肘关节活动度的影响。B 超引导下 Seldinger 技术可以明显减轻护士的工作压力，提高患儿和家属的满意度。

植入式中心静脉输液港（简称输液港）是一种可以完全植入体内的静脉输液装置，为需要长期输液治疗的肿瘤患儿提供了可靠的治疗途径，可用于输注各种药物、补液、营养支持治疗、输血、血样采集等，有文献认为其安全性、感染发生率及患者对输液装置的接受程度优于 PICC 等方法。

第二节 儿科护理操作的特点

护理操作技能是护理内容的一部分，护理操作与接受的对象即患者直接相连。小儿和成人相比，从身体到心理均存在着很大的差别，对此张金哲院士指出"小儿不是成人的缩影"，因此儿科的护理技能不同于成人的护理技能。小儿稚嫩、不会配合，在解剖方面有其特殊性，这些客观条件要求小儿护理操作的执行者——儿科护士必须技术精湛，实施的动作准确、迅速，以保证操作效果的安全性、有效性和规范性。

笔 记 栏

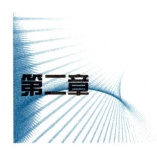

第二章

儿科常用检验标本的采集技术

第一节　血标本采集技术

血标本检验是判断体内各种功能及异常变化的最重要指标之一，是临床最常用的检验项目。血标本采集技术是护理人员掌握的基本技术操作之一。本节主要介绍经外周静脉、颈外静脉、股静脉及桡动脉采集血标本的技术。

一、外周静脉采血技术

外周静脉采血技术是指通过外周静脉留取血液标本的方法。本节以蝶翼真空采血针静脉采血法为例。

【目的】

1. 检查血液中血细胞、血浆、血型、抗原、抗体及血液中各种化学成分等的变化，作为协助疾病诊断、治疗的参考或依据。

2. 判定患儿病情进展的程度。

3. 检查血清中药物血浓度，作为调整药物剂量的参考。

【评估】

1. 患儿局部皮肤及血管情况。

2. 是否按照要求进行了采血前的准备，如是否空腹等。

【计划】

1. 护士准备　着装整洁，洗手，戴口罩。

2. 用物准备　手消毒液、锐器盒、注射盘、无菌棉球、胶贴、污物罐、蝶翼真空采血针（或标准双向针和持针器）、皮肤消毒液、无菌棉签、试管（依检验项目而定）、垫巾、止血带、试管架，见图2-1。

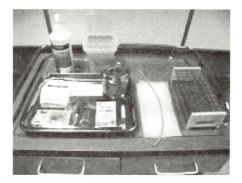

图 2-1　静脉采血用物

3. 环境准备　诊床或座椅、适合的操作台，良好的采光，适宜的温度，保护隐私的围帘或屏风。

4. 核对医嘱和检验单信息（图2-2），避开试管刻度将检验条码贴于采血试管上，携用物至患儿床旁或将患儿转移至操作台旁。

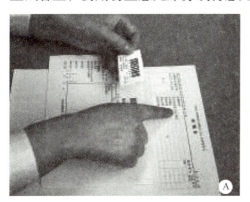
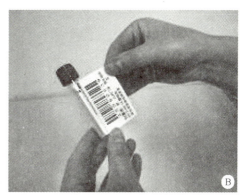

图 2-2　核对信息
A. 核对医嘱和检验单；B. 核对标签

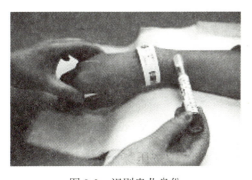

图 2-3　识别患儿身份

5. 识别患儿身份，向患儿和家长解释静脉采血的目的及过程，取得配合（图2-3）。

【实施】

1. 协助患儿取舒适体位，在穿刺侧肢体下放垫巾、止血带。暴露采血部位：贵要静脉、肘正中静脉或头静脉。选择明显的静脉作为穿刺血管，见图2-4。

2. 使用皮肤消毒液以穿刺点为中心消毒穿刺部位，范围5cm×5cm。在穿刺点上 5cm（新生儿 2～3cm）左右处扎止血带，嘱患儿握拳，使静脉充盈显露，见图2-5。

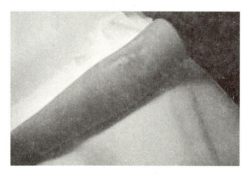

图2-4　选择穿刺血管

3. 打开真空采血针包装袋，取出采血针，针头斜面朝上，见图2-6。①绷紧皮肤，成15°～30°角进针穿刺，见图2-7。②静脉穿刺成功后，用胶贴固定蝶翼，采血针一端与真空采血管相连，松开止血带，待管内血标本足量后，将管退出，换上新的采血管，见图2-8。

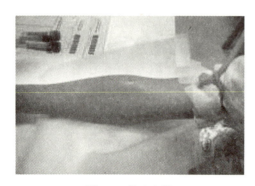

图2-5　扎止血带

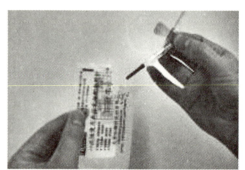

图2-6　取出采血针

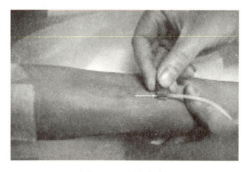

图2-7　进针穿刺

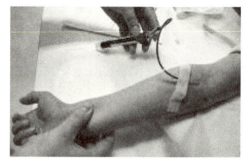

图2-8　连接采血管采血

4. 采血完毕，嘱患儿松拳，用无菌棉签或棉球按压穿刺点，拔出针头。嘱患儿或患儿家长按压穿刺点3～5分钟直至不出血为止，见图2-9。

5. 将针头放进锐器盒。血标本置于试管架上，待送检，见图2-10。

6. 再次核对标本信息，确认采血时间。

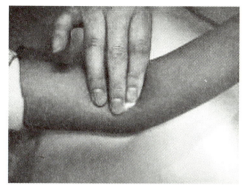

图 2-9　按压穿刺点

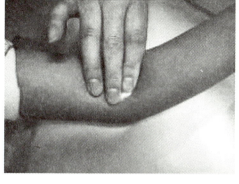

图 2-10　血标本置于试管架上

7. 协助患儿取舒适体位，整理床单位。清理用物，洗手。

8. 及时送检并记录。记录血标本留取时间，如有需要则记录血量、采血部位等。

【评价】

操作正确，患儿疼痛感小，无不适反应。穿刺点按压正确，无出血。

【健康教育】

指导患儿、家长正确按压穿刺部位，以免造成出血或血肿，注意保持穿刺部位清洁，以免引起局部感染。

【注意事项】

1. 严禁在静脉输液、输血的一侧手臂采血。

2. 使用标准双向针穿刺，当真空采血管插入双向针时，要固定好持针器，因防止针头移动而刺破血管壁。

3. 同时抽取几个项目的血标本，一般应先注入血培养管，再注入抗凝管，最后注入干燥管。

4. 用抗凝管收集血标本后，立即将管子轻轻倒置 5～8 次，使血液与抗凝剂充分混匀。

5. 注意止血带结扎控制在 1 分钟内，时间过长可引起误差。

6. 留取血培养标本最好在患儿发热期间及抗菌治疗前，皮肤消毒应彻底。儿童血培养留取血量应不少于 3ml。向血培养瓶中注入血标本时先用消

笔 记 栏

毒溶液消毒血培养瓶口橡皮塞，待干，之后更换无菌针头，将适量的血液注入培养瓶中，摇匀。采集完成后尽快送检，时间不能超过 2 小时。如无法及时送检，需室温（20～25℃）保存，切忌冷藏。

二、颈外静脉采血技术

颈外静脉采血技术是指通过颈外静脉穿刺留取静脉血标本的方法。它适用于婴幼儿或肥胖儿童。

【目的】

1. 检查血液中血细胞、血浆、血型、抗原、抗体及血液中各种化学成分等的变化，作为协助疾病诊断、治疗的参考或依据。
2. 判定患儿病情进展的程度。
3. 检查血清中药物血浓度，作为调整药物剂量的参考。

【评估】

1. 评估患儿局部皮肤及血管情况。
2. 评估患儿配合程度。

【计划】

1. 护士准备　着装整洁，洗手，戴口罩。
2. 用物准备　锐器盒、手消毒液、治疗盘、无菌棉球、胶贴、污物罐、一次性注射器、皮肤消毒液、无菌棉签、一次性垫巾、真空采血管、检验医嘱单、检验单和标签，见图 2-11。

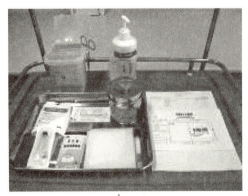

图 2-11　颈外静脉采血用物

3. 环境准备　关闭病室门窗，必要时屏风遮挡，或将患儿携至穿刺室，请无关人员回避。
4. 核对医嘱和检验单信息，携用物至患儿床旁。

5. 识别患儿身份，并向患儿家长解释经颈外静脉留取血标本的目的及过程，取得患儿及家长的配合。

【实施】

1. 协助患儿取去枕平卧位，头偏向对侧，肩下垫薄枕，使头低肩高，充分暴露颈外静脉，下方放置垫巾。助手站在患儿头端，双手固定患儿头部，配合程度较差的患儿由另一助手站在患儿足端，用双手、前臂及肘部约束患儿躯干及上肢，见图 2-12。

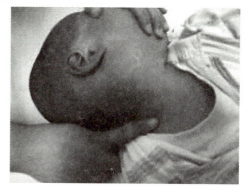

图 2-12　显露颈外静脉

2. 操作者站在患儿头端，选择下颌角和锁骨上缘中点连线上 1/3 为穿刺点。以穿刺点为中心消毒穿刺部位皮肤，直径 5～6cm，待干。

3. 助手以手指按在颈静脉三角处，使静脉充盈。操作者取出一次性注射器，左手拇指绷紧穿刺点上方皮肤，右手持针，针头与皮肤成 45° 角进入皮下，沿血管方向插入静脉，见到暗红色回血后固定，抽取所需血量。

4. 用干棉球按压穿刺点，拔出针头，指导助手或患儿家长用三指法按压棉球 5～10 分钟，直至无出血为止。

5. 将血标本注入真空采血管内，注射器按医疗废物处理原则处理。血标本置于试管架上，待送检。

6. 协助患儿取舒适体位，整理床单位。清理用物，洗手。

7. 及时送检标本并记录。记录血标本留取时间，如有需要则记录血量、采血部位等。

【评价】

患儿生命体征平稳，无不适；穿刺部位按压正确，无出血、血肿。

【健康教育】

指导患儿、家长正确按压穿刺部位，以免造成出血或血肿；保持穿刺部位清洁，以免引起局部感染。

笔 记 栏

【注意事项】

1. 穿刺过程中应密切观察患儿面色、呼吸情况，发现异常立即停止穿刺并做相应的处理。

2. 操作动作要迅速，以免患儿头部下垂时间太长，影响头部血液回流。

3. 助手在制动患儿头部时，既要使血管显露，又要考虑手法对患儿的安全，用手固定患儿面颊及枕部，用力必须合适。

4. 抽血完毕应压迫穿刺部位，注意勿压迫气管影响呼吸，立即扶患儿坐起，减轻头部静脉压，以防出现血肿。

5. 穿刺后观察局部有无活动性出血。按压针眼时切忌一压一松，按压力度要适宜。

6. 此操作2人以上完成，穿刺场所设施、空间要利于操作者与助手协作，室温应调升至适合患儿脱衣暴露身体。

三、股静脉采血技术

股静脉采血技术是指通过行股静脉穿刺留取静脉血标本的方法，一般用于小婴儿及经外周静脉采血困难的婴幼儿。

【目的】

1. 检查血液中血细胞、血浆、血型、抗原、抗体及血液中各种化学成分等的变化，作为协助疾病诊断、治疗的参考或依据。

2. 判定患儿病情进展的程度。

3. 检查血清中药物血浓度，作为调整药物剂量的参考。

【评估】

1. 评估患儿病情、年龄等。
2. 评估患儿局部皮肤及血管情况。
3. 评估患儿及家长的配合程度。

【计划】

1. 护士准备　着装整洁，洗手，戴口罩。

2. 用物准备 锐器盒、手消毒液、治疗盘、无菌棉球、胶贴、污物罐、一次性注射器、皮肤消毒液、无菌棉签、一次性垫巾、真空采血管、检验医嘱单、检验单和标签。

3. 环境准备 关闭病室门窗，必要时屏风遮挡，或将患儿携至穿刺室，请无关人员回避。

4. 核对医嘱和检验单信息，携用物至患儿床旁。

5. 识别患儿身份，向患儿家长解释经股静脉留取血标本的目的及过程，取得患儿家长配合。

【实施】

1. 清洁穿刺部位皮肤。脱去患儿裤子，清洁一侧腹股沟区域的皮肤，用尿布包裹好会阴部。

2. 协助患儿取仰卧位，垫高穿刺侧臀部，大腿稍外展、外旋、膝关节屈曲为直角（膝盖转向外侧，腘窝向内），呈蛙状，暴露穿刺部位，下方放置垫巾。

3. 助手站在患儿头端，用双肘及前臂约束患儿躯干及上肢，两手分别固定患儿两腿。

4. 操作者用左手示指在腹股沟中、内 1/3 处触摸股动脉搏动，确定穿刺点，见图 2-13。

5. 以穿刺点为中心消毒穿刺部位皮肤两遍，直径≥5cm，待干。取出一次性注射器，消毒操作者左手示指、中指（或戴无菌手套），在穿刺部位触摸股动脉搏动点后手指固定不动，见图 2-14。

6. 直刺法：右手持注射器，腕部靠在患儿大腿上作为支点，使针头与皮肤

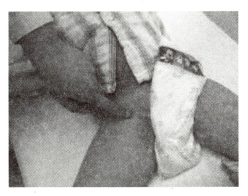

图 2-13 触摸股动脉搏动

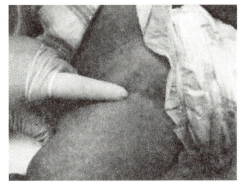

图 2-14 指示股静脉进针点

笔 记 栏

成直角，自股动脉搏动点内侧 0.3～0.5cm 处刺入；斜刺法：在腹股沟下 1～3cm 处与腿轴平行方向成 45° 斜面刺入皮肤，向股动脉搏动点内侧进针，见图 2-15。

7. 逐渐向上提针或向后退针，边提针/退针边抽吸，见到暗红色回血后立即停止提针/退针，固定，抽取所需血量，见图 2-16。

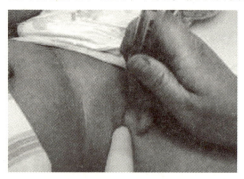　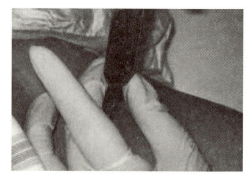

图 2-15　股动脉搏动点内侧进针　　　　图 2-16　见血固定针

8. 快速拔出针头，以无菌棉球按压穿刺点，三指法按压棉球 5～10 分钟，移开棉球判断无出血后再保持穿刺下肢曲髋位 5 分钟。

9. 将血液注入真空采血管内，注射器按医疗废物处理原则处理。血标本置于试管架上，待送检。

10. 协助患儿取舒适体位，整理床单位，洗手。

11. 及时送检标本并记录。记录血标本留取时间，如有需要并记录血量、采血部位等。

【评价】

患儿生命体征平稳，无不适；腹股沟区域皮肤清洁，无污迹；穿刺部位无出血、血肿。

【健康教育】

指导患儿、家长正确按压穿刺部位，以免造成出血或血肿。告知患儿家长不要给患儿使用不清洁的尿裤，以免引起穿刺部位的感染，并提示家长注意查看局部有无异常的感染迹象。

【注意事项】

1. 腹股沟有伤口，穿刺处皮肤糜烂或感染时禁止穿刺，有肾病综合征及出血倾向或凝血功能障碍的患儿禁用此法穿刺。

2. 直刺法要根据婴儿皮下脂肪薄厚调整进针的深浅度；斜刺法针头不要刺入太深，以免伤及髋关节或腹腔内组织。穿刺时密切观察患儿的意识、面色、生命体征等变化，如有异常立即停止操作。

3. 穿刺后观察局部有无活动性出血，针眼处用无菌棉球覆盖24小时，以防被大小便污染。

4. 若抽出血液为鲜红色，回血压力高，则提示刺入股动脉，应立即拔出针头，用无菌干棉球紧压穿刺处10～15分钟，直至无出血为止。

5. 拔针后按压时切忌一压一松，按压力度要适宜，勿造成下肢青紫。

6. 此操作应由2人以上完成，穿刺现场布局要利于操作者与助手协作的空间，室温应调升至适合患儿脱衣暴露身体的数值。

四、桡动脉采血技术

桡动脉采血技术是通过穿刺桡动脉留取动脉血标本的一种方法。

【目的】

1. 了解体内酸碱平衡及缺氧程度，确定呼吸衰竭的类型，以指导治疗。
2. 用于各种疾病、创伤、手术、呼吸衰竭、心肺复苏后等患儿的监测。

【评估】

1. 评估患儿病情、年龄等。
2. 评估患儿桡动脉局部皮肤及血管情况。做Allen试验，确认尺动脉侧支循环是否良好。
3. 评估患儿配合程度。

【计划】

1. 护士准备　着装整洁，洗手，戴口罩。
2. 用物准备　治疗盘、无菌棉球、胶贴、一次性动脉采血针、皮肤消毒液、棉签、污物罐、检验医嘱单、检验单和标签、锐器盒、手消毒液，见图2-17。

笔 记 栏

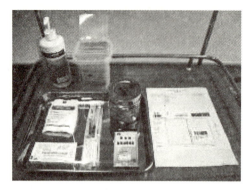

图 2-17　桡动脉采血用物准备

3. 环境准备　关闭门窗，调室温，必要时屏风遮挡，请无关人员回避。

4. 核对医嘱和检验单信息，携用物至患儿床旁或将患儿转移至操作台旁。

5. 识别患儿身份，并向患儿和家长解释留取动脉血标本的目的及过程，取得配合。

【实施】

1. 协助患儿取舒适姿势，暴露采血部位。在穿刺部位肢体下放置垫巾，患儿手心向上，手腕伸直，触摸动脉搏动最强处为进针点，见图 2-18。

2. 取出采血针、针帽备用。

3. 以穿刺点为中心消毒皮肤 2 遍，直径≥5cm，消毒操作者左手示指及中指（或戴无菌手套），见图 2-19。

4. 取动脉采血针，针尖斜面向

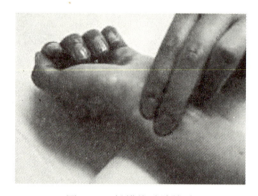

图 2-18　触摸桡动脉搏动

上，左手示指及中指扣及动脉搏动并固定，右手持针从左手示指及中指之间垂直进针或沿动脉走向与皮肤成 30°～45°角进针。针头刺入动脉，血液即可

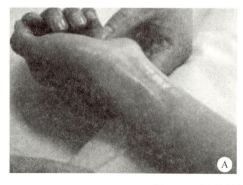

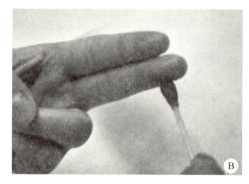

图 2-19　消毒穿刺部位和操作者手指

A. 消毒穿刺部位；B. 消毒操作者手指

自行进入采血针内，见图 2-20。

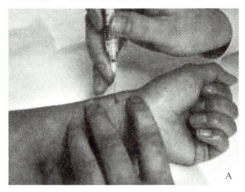 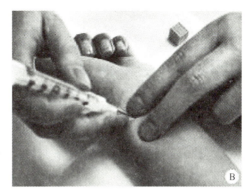

图 2-20　取桡动脉血手法

A. 垂直进针；B. 与皮肤成 45°角进针

5. 取得足够血量后，以干棉球按压穿刺点，迅速拔出针头，使用三指按压穿刺部位 5 分钟，直至无出血为止。

6. 将针头刺入橡皮塞，两手搓动采血针筒若干次，粘贴标签于采血针上，标本立即送检，见图 2-21。

7. 协助患儿取舒适体位，整理床单位及用物。

8. 洗手，记录采血时间和部位。

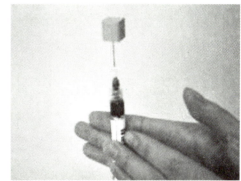

图 2-21　搓动注射器

【评价】

采集标本符合检验规定；患儿无不适，桡动脉穿刺处无渗血、血肿。

【健康教育】

1. 指导患儿、家长正确按压穿刺部位。密切观察穿刺处有无渗血、血肿，发现异常及时通知护理人员。

2. 告知患儿家长保持穿刺部位清洁，以免造成穿刺部位的感染。

【注意事项】

1. 采血时，严密隔绝空气，一旦气泡进入血液标本内应立即排除，以免影响结果。

2. 采血后立即送检，如不能立即送检，应放置于 4℃冰箱内保存，但最长不能超过 2 小时。

3. 氧疗患儿在采集动脉血标本后，应在检验申请单上注明吸氧浓度；机械通气患儿应记录通气模式、氧浓度、呼吸频率、潮气量等参数。

4. 凝血功能异常的患儿采血后应延长压迫穿刺部位时间，以防穿刺点出血。

第二节　其他检验标本采集技术

本节主要介绍痰液标本、尿液标本、粪便标本、咽拭培养标本采集技术。

一、痰液标本采集技术

痰液标本采集技术是指将患儿的痰液标本收集放入无菌集痰器内进行细菌培养的方法。

【目的】

1. 检验痰液性质、颜色、细菌种类等。
2. 协助诊断疾病，为治疗或用药提供依据。

【评估】

1. 评估患儿病情、年龄等。
2. 评估患儿配合程度。

【计划】

1. 护士准备　着装整洁，洗手，戴口罩。
2. 用物准备　痰培养瓶（灭菌集痰器）、检验医嘱单、检验单和标签、负压吸引器、一次性吸痰管、漱口液 200ml、洗手液。
3. 环境准备　关闭门窗，必要时屏风遮挡，请无关人员回避。
4. 核对医嘱和检验单信息，携用物至患儿床旁。
5. 识别患儿身份（图 2-22），并向患儿和家长解释留取痰液标本的目的及过程，取得配合。

【实施】

1. 收集痰液

（1）可自行留痰者

1）清晨醒来未进食前，先用漱口液漱口，再用清水漱口。

2）咳痰前先做数次深呼吸，再于呼气时对着痰瓶咳出第一口痰，见图 2-23A。

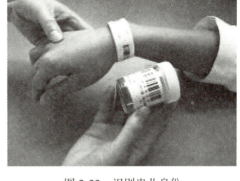

图 2-22　识别患儿身份

3）将痰瓶盖好。

（2）患儿无法自咳或无法合作者

1）协助采取适当卧位，予患儿背部拍击，协助咳出痰于痰瓶中，见图 2-23B。

2）依无菌技术，按吸痰法吸出痰液入无菌集痰器，见图 2-24。

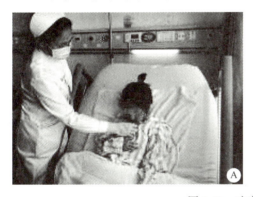
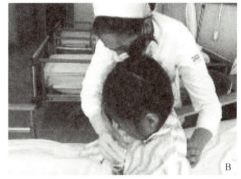

图 2-23　咳痰于培养瓶中

A. 自行咳痰；B. 协助咳痰

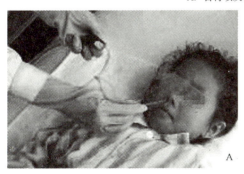
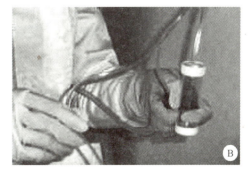

图 2-24　吸出痰液入无菌集痰器

3）关闭负压吸引器，封闭吸痰管。

2. 再次核对标本信息，确认采集时间。

3. 脱手套，洗手，整理床单位及处理用物。

4. 及时送检标本，洗手，记录痰标本留取时间，痰液的颜色、性质、量等。

【评价】

患儿无不适；痰液标本留取方法正确。

【健康教育】

1. 教会患儿及家长有效排痰的方法。

2. 指导痰菌阳性患儿家长正确处理患儿痰液的方法。

【注意事项】

1. 口鼻腔受损、严重咯血、有严重出血性疾病（如白血病）、进食1小时之内的患儿禁忌进行痰液标本采集。

2. 使用负压吸引器留取痰标本时吸取深部痰液，吸痰后视情况给予口腔护理。

3. 痰标本常温2小时内送至检验部门。

二、尿液标本采集技术

尿液标本采集技术是指通过集尿袋或其他用具收集尿液标本的方法。

【目的】

1. 检验尿液性质、颜色、气味等。

2. 明确诊断、协助治疗。

【评估】

1. 评估患儿病情、年龄等。

2. 评估患儿配合程度。

3. 中段尿标本采集时评估患儿膀胱是否充盈，是否有尿意。

【计划】

1. 护士准备　着装整洁，洗手，戴口罩。

2. 用物准备

（1）常规准备：尿杯、尿管、检验医嘱单、检验单和标签、污物罐、手消毒液。

（2）新生儿及小婴儿需准备：一次性尿袋、清洁手套。

（3）中段尿标本采集时需准备：尿液培养管。

（4）特殊留取尿标本：治疗盘、无菌棉球、镊子、0.3%醋酸氯己定（洗必泰）、75%乙醇溶液、无菌手套、弯盘、无菌容器、10ml注射器、一次性导尿管、温水（41～43℃）、小橡胶中单或一次性尿垫。

3. 环境准备　关闭门窗，调室温，必要时屏风遮挡，请无关人员回避。

4. 核对医嘱和检验单信息，尿管贴标签，携用物至患儿床旁，见图2-25。

5. 识别患儿身份，并向患儿和家长解释留取尿液标本的目的及过程，取得配合，见图2-26。

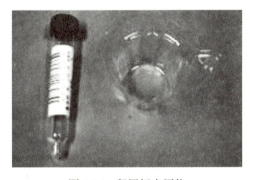

图 2-25　留尿标本用物

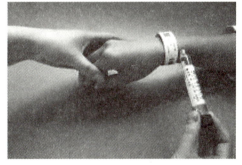

图 2-26　识别患儿身份

【实施】

1. 协助患儿留取尿标本。

2. 戴手套，收集尿检验标本

（1）婴幼儿或排尿不能自理者：使用一次性尿袋，清洁患儿会阴部，撕去塑料袋上的不干胶纸，将圆孔对准会阴部贴紧以免尿液漏出，塑料袋放平，勿折叠，松穿尿布。有尿后，先取下塑料袋置于尿杯中，放一旁。清洁患儿会阴部及臀部，为患儿穿好尿裤，整理衣物及床单位，然后将适量尿液置入试管内。

（2）年长儿：①可下床活动者，给予尿杯，到厕所排尿，留取中段尿液，约尿杯的1/3量；②患儿若行动不便，给予遮挡，协助在床上使用便盆或尿壶，并留取足量尿液于试管中；③若为留置导尿的患儿，先放空集尿袋，再以管夹夹住尿管15～30分钟后，安尔碘消毒尿袋出口处2次，松开夹子留尿于试管内。

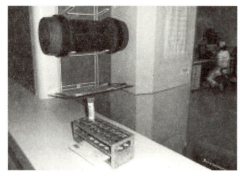

图 2-27　尿标本置于试管架上

3. 再次核对标本信息，确认采集时间。

4. 脱手套，洗手，整理患儿床单位及处理用物。

5. 尿管放置于试管架上，并及时送检尿标本，洗手，记录留取尿标本时间、尿液颜色、性质、气味等，见图2-27。

【评价】

1. 患儿无不适；尿液标本符合检验规定。
2. 留置导尿管，收集尿液时方法正确，符合无菌操作原则。

【健康教育】

指导患儿家长留置导尿管期间注意会阴部的清洁，防止泌尿系统感染。指导患儿家长发现尿液异常及时通知医护人员。

【注意事项】

1. 婴幼儿或排尿不能自理者使用一次性尿袋时要经常巡视，观察有无尿液。收集过程中应避免粪便污染。

2. 尿常规标本留尿后2小时内送检，不能立即送检的标本应放在2～8℃冰箱内保存，但不得超过6小时；其他尿标本，留取后当天送检。

3. 尿常规标本不少于5ml，对于留尿困难的患儿不少于3ml，生化项目标本不少于2ml；晨尿为浓缩尿，细胞和管型形态完整，较适合住院患儿和肾脏科患儿的动态观察。

笔记栏

三、粪便标本采集技术

粪便标本采集技术是指采集患儿一定量的粪便入标本盒内，用于检验粪便性质、颜色、混合物的方法。

【目的】

1. 检验粪便性质、颜色、混合物、寄生虫卵、致病菌等。
2. 协助诊断。

【评估】

1. 评估患儿病情、年龄等。
2. 评估患儿配合程度。

【计划】

1. 护士准备　着装整洁，洗手，戴口罩。
2. 用物准备　标本容器（视需要而定）、检验医嘱单、检验单和标签、棉签、清洁便盆、清洁手套、污物罐、手消毒液。
3. 环境准备　关闭门窗，调室温，必要时屏风遮挡，请无关人员回避。
4. 核对医嘱和检验单信息，便盒贴标签，携用物至患儿床旁，见图 2-28。

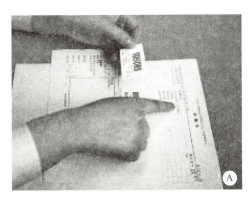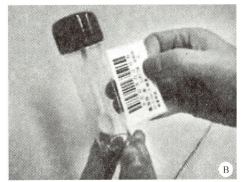

图 2-28　核对信息
A. 核对医嘱单；B. 核对标签

5. 识别患儿身份，向患儿和家长解释留取粪便标本的目的及过程，取得配合，见图 2-29。

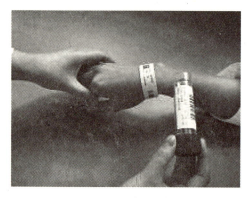

图 2-29　识别患儿身份

【实施】

1. 戴手套，采集标本

（1）粪常规检查：取少量新鲜粪便标本 3～5g（蚕豆大小）放于塑料容器内加盖。

（2）粪便培养

1）自然排便采集标本时，取有脓血、黏液、组织碎片部分的粪便花生米大小量，直接装入运送培养基中送检。

2）液体粪便则取絮状物，一般取 1～3ml，直接装入运送培养基中送检。

3）直肠拭子采集粪便标本：以肥皂、水和 75% 乙醇溶液将肛门周围洗净，用经无菌氯化钠溶液湿润的棉拭子插入肛门超越肛门括约肌 2～3cm，与直肠黏膜表面接触，轻轻旋转，必须将棉拭子置入运送培养基中送检。

（3）寄生虫检查

1）寄生虫卵检查：采取不同部位的标本，尽量采集血及黏液部分。

2）阿米巴原虫检查：用温便盆给患儿留取粪便标本，连同便盆及时送检。

（4）隐血试验标本：使用清洁容器同粪常规留取法留取标本。

2. 再次核对标本信息，确认采集时间。

3. 脱手套，洗手，协助患儿取舒适体位，整理床单位及处理用物。

4. 及时送检标本，洗手，记录粪便标本留取时间，粪便性状、颜色、气味等。

【评价】

1. 患儿无不适；所采集标本符合检验规定。

2. 直肠拭子采集粪便标本时方法正确，深度适宜。

【健康教育】

1. 指导腹泻患儿、家长正确进行肛周皮肤护理，发现大便异常及时通知医护人员。

2. 对于粪便隐血检查的患儿，嘱患儿检查前 3 天禁食肉类，禁食动物肝脏及含大量叶绿素等食物及含铁剂药物。

【注意事项】

1. 粪常规标本采集时，如腹泻者应采集脓血或黏液部分，如为水样便应盛于容器中送检。标本应避免混有尿液、血液、消毒液及污水等各种物质，以免破坏有形成分。

2. 服驱虫药或做血吸虫卵变化检查，应留取全部粪便，及时送检。阿米巴原虫在低温下失去活力，不易查到，因此收集前应事先与检验室联络，将粪便盆用热水加温。

3. 一般粪便标本应在留取 2 小时内送检，检查阿米巴病原体标本应立即保温送检。粪便培养标本及直肠拭子室温 1 小时内送检。高度怀疑霍乱弧菌感染的标本室温 1 小时内送检，送检必须符合特殊标本的安全要求。

四、咽拭培养标本采集技术

咽拭培养标本采集技术是用无菌长棉签采集双侧咽扁桃体及咽后壁分泌物，插入培养管内进行培养的方法。

【目的】

1. 由咽部或扁桃体取分泌物做细菌培养或病毒分离。
2. 协助诊断或治疗。

【评估】

1. 评估患儿病情、年龄等。
2. 评估患儿配合程度。

【计划】

1. 护士准备　着装整洁，洗手，戴口罩。
2. 用物准备　咽拭培养管、检验医嘱单、检验单和标签、压舌板、手电筒、温开水、清洁手套、手消毒液。
3. 环境准备　关闭门窗，调室温，必要时屏风遮挡，请无关人员回避。

笔记栏

4. 核对医嘱和检验单信息，试管贴标签，携用物至患儿床旁，见图 2-30。

5. 识别患儿身份，向患儿和家长解释留取咽拭培养标本的目的及过程，取得其同意和配合，见图 2-31。

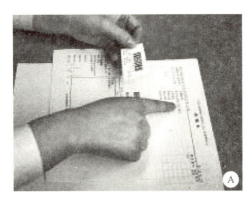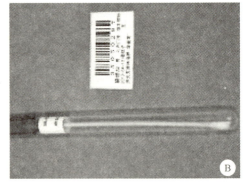

图 2-30 核对信息

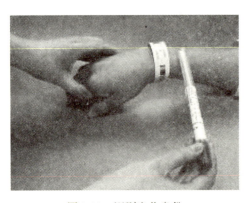

图 2-31 识别患儿身份

2. 再次核对标本信息，确认采集时间。

3. 脱手套，洗手，协助患儿取舒适体位，整理床单位及处理用物。

4. 及时送检标本，洗手记录咽拭标本留取时间，分泌物的颜色、性质等。

【评价】

患儿无不适主诉；采集标本时方法正确，深度适宜。

【实施】

1. 留取标本 指导患儿用温开水反复漱口，并嘱咐患儿张嘴发"啊"音（如小婴儿或不配合的患儿，操作者可用左手持压舌板压住患儿舌），右手以无菌长棉签采集双侧咽扁桃体及咽后壁的分泌物，插入培养管内，见图 2-32。

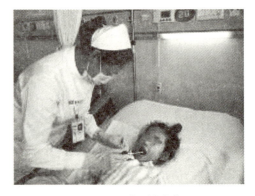

图 2-32 采咽拭培养

【健康教育】

1. 指导患儿行咽拭培养标本采集后多饮水，忌食辛辣刺激食物，注意休息。

2. 遇流行性疾病暴发时指导患儿、家长进行有效隔离，降低感染风险。

【注意事项】

1. 咽拭培养不能用于会厌发炎的患儿。

2. 无菌长棉签避免碰到口腔其他部位及试管外口，必要时由助手协助持手电筒，尽可能地增加采集标本量。

3. 正确盖好咽拭培养管，防止泄漏或容器外部留有残留物。咽拭培养标本常温 2 小时内送检。

第三节　儿科常见标本采集的护理

本节主要介绍脑脊液标本、骨髓标本采集及采集的护理。

一、脑脊液标本采集的护理

脑脊液标本采集是通过腰椎间隙穿刺抽取脑脊液的方法，是儿科临床常用的检查方法之一，对神经系统疾病的诊断和治疗有重要价值。

【目的】

测定脑脊液压力，动力学检查及脑脊液常规、生化、细胞学、免疫学和细菌学等检查。

【评估】

1. 评估患儿病情、年龄。

2. 评估患儿准备穿刺的局部皮肤有无炎症、皮下感染灶。

3. 评估患儿意识状态及合作能力。

4. 评估环境是否安全、安静，急救器材、药品是否到位。

【计划】

1. 护士准备　着装整洁，洗手，戴口罩。

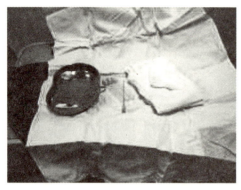

图 2-33　脑脊液标本采集用物准备

2. 用物准备　根据患儿的年龄、穿刺的目的，治疗盘内备：2% 碘酒、75% 乙醇溶液、无菌棉球、纱布、1%～2% 普鲁卡因溶液、5ml 和 10ml 灭菌注射器、无菌腰椎穿刺包、测压管、无菌手套、贴膜、火柴、清洁试管，需培养时备培养管、酒精灯，见图 2-33。

3. 环境准备　室温 22～24℃，光线明亮、清洁、安静，摆放物品于恰当的位置。

4. 核对医嘱。

5. 识别患儿身份，向患儿及家长解释腰椎穿刺的目的及过程，取得其同意。

【实施】

1. 协助患儿弯腰取侧卧位，并靠近医生一侧的床沿，双手抱膝，双膝向胸部屈曲，头向前屈，抱成弓形，脊柱与床面保持平行，骨盆与床面要保持垂直，以增大腰椎间隙利于穿刺，见图 2-34。

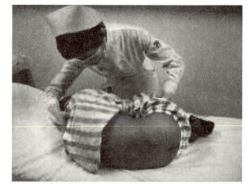

图 2-34　摆放腰椎穿刺体位

2. 以髂后上棘连线与后正中线的交会处为穿刺点，婴幼儿取第 4～5 腰椎棘突间隙，年长儿可取第 3～4 腰椎棘突间隙，有时也可在第 2～3 腰椎棘突间隙进行。

3. 协助医师常规消毒皮肤，戴无菌手套、铺消毒洞巾，局部麻醉。

4. 穿刺中，密切观察患儿的生命体征，并询问有无不适主诉。

5. 协助测量压力数值。收集脑脊液 2～5ml 送检；如作培养时，无菌操作留取标本。

6. 术毕拔除针头，局部按压、无菌敷料覆盖。以平车送患儿回病房，保持平卧位休息。

7. 整理物品，记录标本留取的时间、穿刺点局部情况及患儿主诉。

【评价】

患儿伤口无疼痛；穿刺点无菌敷料无渗血、渗液。

【健康教育】

1. 告知患儿术后平卧 4～6 小时，以免引起术后低颅内压头痛。

2. 指导家长观察穿刺点有无渗血、渗液，敷料情况，发现异常，告知医护人员。

【注意事项】

1. 严格无菌操作，术后如果出现头痛且有体温升高者，应排除脑膜炎发生。

2. 放脑脊液时勿过快，防止脑疝。穿刺时患儿如出现呼吸、脉搏、面色异常等症状时，应立即停止操作，并做相应的处理。

二、骨髓标本采集的护理

骨髓是人体的造血组织，位于身体的许多骨骼内。骨髓标本的采集是通过骨髓穿刺来采取骨髓液的方法，需要医护配合完成。

【目的】

1. 观察骨髓内细胞形态及分类，以协助各种血液病的诊断、鉴别诊断及治疗随访。

2. 发热、怀疑败血症或某些传染病的诊断与鉴别诊断，可做骨髓培养，骨髓涂片找寄生虫等。

3. 通过治疗后采集的骨髓，观察某些疾病的疗效。

【评估】

1. 评估患儿的意识状态及合作能力。

2. 评估穿刺部位皮肤有无破溃、瘢痕、硬结。

3. 评估病室环境是否安全、安静。

【计划】

1. 护士准备　着装整洁，洗手，戴口罩。

2. 用物准备　根据患儿的年龄，备齐物品：清洁盘、骨髓穿刺包、2%

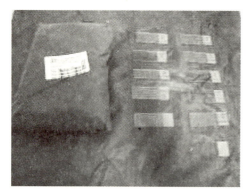

碘酒和75%乙醇溶液、5ml和10ml灭菌注射器、无菌手套、2%普鲁卡因溶液、清洁干燥玻片、推片，如做骨髓培养，另需20ml灭菌注射器、含培养基的细菌培养瓶、酒精灯、火柴，见图2-35。

3. 环境准备　关闭治疗室门窗，调节室温至22～24℃，明亮、安静、清洁，通知无关人员不要随意进入。

图2-35　骨髓标本采集用物准备

4. 核对医嘱，携用物至治疗室。

5. 识别患儿身份，向患儿及家长解释骨髓穿刺的目的及过程，取得同意和配合。

【实施】

1. 协助患儿摆好体位，选择穿刺部位，用记号笔在皮肤表面做好记号，常用部位是髂后上棘，见图2-36。

2. 常规消毒皮肤，戴无菌手套、铺消毒洞巾，配合操作者取出注射器，抽吸2%普鲁卡因溶液，做局部麻醉直至骨膜，见图2-37。

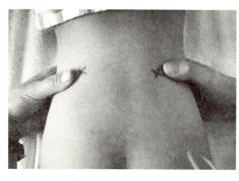

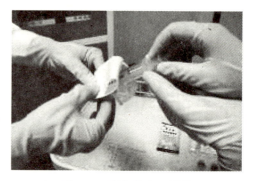

图2-36　标记骨髓穿刺部位　　　　　　图2-37　配合取出注射器

3. 穿刺中，密切观察患儿的生命体征，并询问有无不适主诉。

4. 协助留取骨髓涂片、送检，见图 2-38。

5. 术毕拔除针头，局部无菌敷料覆盖按压，见图 2-39。

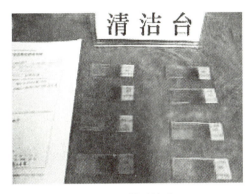 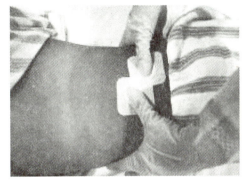

图 2-38　骨髓涂片　　　　　　　　　图 2-39　无菌敷料覆盖按压

6. 协助患儿恢复舒适体位，记录患儿生命体征及伤口情况。

【评价】

患儿伤口无疼痛；穿刺点无菌敷料无渗血、渗液。

【健康教育】

1. 告知患儿术后卧床休息 20～30 分钟，3 天内勿洗浴，保持穿刺点部位清洁、干燥。

2. 告知患儿、家长穿刺点避免挤压及注意保暖，避免受凉。

【注意事项】

1. 血友病患儿禁行骨髓穿刺。穿刺点应避开局部有炎症或畸形的部位。

2. 穿刺点敷料如有污染、潮湿应立即更换无菌敷料，穿刺点结痂后可去除敷料。

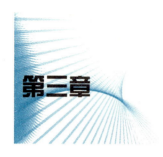

第三章

儿科护理基本技术

第一节　基础护理技术

基础护理技术包括晨（晚）间护理、更换尿布、臀部护理、口腔护理、婴儿盆浴等十余项技术。落实基础护理是保证患儿舒适的基础，对促进患儿康复、预防并发症有着重要的意义。

一、晨晚间护理技术

晨晚间护理技术是护理人员根据儿童的日常清洁及病情需要，为患儿在晨间及晚间进行生活护理的方法。

【目的】

1. 使患儿清洁、舒适。
2. 协助翻身，更换卧位，预防感染、肺炎及压疮等并发症的发生。
3. 做好皮肤护理，预防压疮、会阴部及肛周皮肤问题的发生。
4. 保持床单位整洁、美观，使病室干净，空气清新。
5. 有助于患儿睡眠。

【评估】

1. 评估患儿的病情及合作程度。
2. 评估患儿的口腔卫生情况。
3. 评估患儿的衣物及床单位的清洁程度。

4. 评估患儿的皮肤受压情况及会阴部、肛周皮肤情况。

【计划】

1. 护士准备　着装整洁，洗手，戴口罩。

2. 用物准备

（1）晨间护理：浴巾1条、脸盆1个、毛巾1条、梳子1把、50%乙醇溶液1瓶、松节油棉球1瓶、胶布1卷、扫床刷及套各1个、病号服1套、垫巾3块，大、小便器各1个，大单、被套、枕套、中单各1个，腹带、胸带、口腔护理包、会阴护理包等根据需要而定，备齐用物放于护理车上，见图3-1。

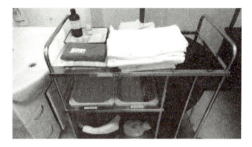

图 3-1　晨、晚间护理用物车

（2）晚间护理：护理车、洗手液1瓶。

3. 环境准备　室温22～24℃，明亮、清洁、安静。

4. 推护理车至患儿床旁。

5. 识别患儿身份，向患儿及家长解释晨晚间护理的目的，取得配合。

【实施】

1. 晨间护理

（1）协助排便：将垫巾垫于臀下，协助患儿排大、小便，见图3-2；及时清洁、消毒便器，见图3-3，洗手并擦干。

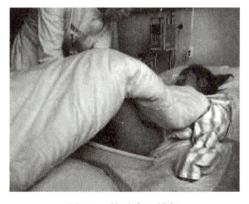

图 3-2　协助床上排便

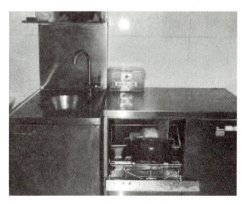

图 3-3　清洁、消毒便器

笔记栏

（2）清洁护理：为患儿洗脸、洗手、刷牙、漱口或行口腔护理（图3-4）、梳头（图3-5）。

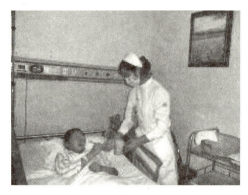 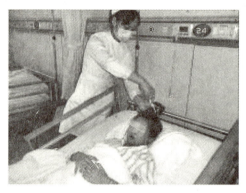

图3-4　协助洗漱　　　　　　　　　图3-5　帮助梳头

（3）皮肤护理：协助患儿翻身，检查皮肤受压情况，必要时进行背部护理及粘贴防压疮贴膜，会阴部及肛周皮肤异常者，按会阴部及肛周皮肤异常护理常规给予护理。

（4）病情观察：查看患儿各种引流液的性质和量，引流管的位置及固定情况，见图3-6。清洁患儿身上的胶布迹及血迹，见图3-7。更换或重新包扎胸带、腹带。听取患儿家长主诉。

（5）整理更换：扫床，整理床单位，更换污染的大单、中单、被套、枕套、病号服等。

（6）更换体位：协助术后及不能主动翻身的患儿更换合适的体位。

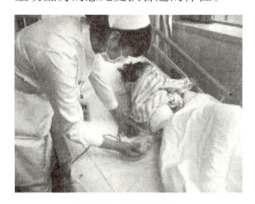 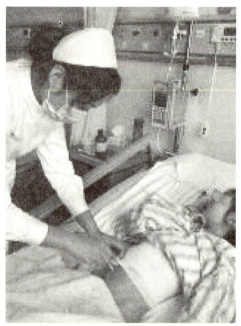

图3-6　观察引流管　　　　　　　　图3-7　清除皮肤血迹和胶布迹

（7）清理环境：室内用具及用物按规定归置，摆放整齐。

（8）开窗通风：拉开窗帘，通风约10分钟，冬季避免空气对流，注意为患儿保暖，保持病室空气新鲜。

2. 晚间护理

（1）～（6）项同晨间护理。

（7）为患儿洗脚，见图3-8。

（8）睡眠护理：对于剧烈疼痛影响睡眠的患儿，遵医嘱给予止痛药。

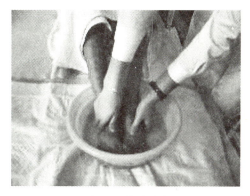

图3-8　协助洗脚

（9）整理环境：整理室内用具及用物，按规定放置。

（10）睡前准备：拉起床档，见图3-9；调节室温；检查窗户关门情况，拉窗帘，见图3-10，离开病房前关闭大灯。

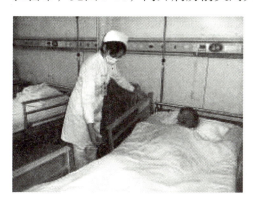

图3-9　拉起床档

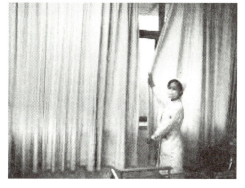

图3-10　拉上窗帘

（11）巡视病房：观察病情，了解患儿睡眠情况，预防患儿坠床及意外情况的发生。

【评价】

1. 患儿无不适主诉，能安静入睡。

2. 患儿自身清洁卫生状况好，床单位及病室环境干净、整洁。

【健康教育】

1. 定时协助术后及不能翻身的患儿变化体位，防止皮肤长时间受压。

笔记栏

2. 指导患儿养成饭后漱口的习惯，保持口腔的清洁，预防感染。

3. 告知患儿睡前不做引起兴奋的活动，以免影响睡眠。

4. 若有身体不适，及时呼叫医护人员。

【注意事项】

1. 翻身时，妥善固定导管，防止导管脱出。

2. 根据室温适当开窗通风，保持室内空气清新，防止患儿受凉。

3. 巡视病房时应脚步轻捷，动作轻巧。持手电筒时，注意光柱不要直射患儿，并注意观察患儿呼吸是否均匀、正常。对于患儿的不适反应，应重视，及时处理。

二、更换尿裤技术

更换尿裤技术是因婴儿皮肤娇嫩，免疫功能发育不完善，抵抗力弱，受到刺激容易产生炎症或破损，及时更换污湿尿裤的一种方法。

【目的】

保持患儿臀部皮肤清洁、干燥和舒适，预防皮肤破损和尿布性皮炎。

【评估】

1. 评估患儿尿裤污湿程度。

2. 臀部皮肤有无臀红、皮疹等。

3. 评估环境是否温暖、舒适、清洁。

【计划】

1. 护士准备　着装整洁，洗手，戴口罩。

2. 用物准备　根据患儿年龄和体重选择合适型号的尿裤、湿纸巾，必要时准备温水及小毛巾。

3. 环境准备　室温、湿度适宜，避免对流风。

4. 核对医嘱，携用物至患儿床旁。

5. 识别患儿身份，向家长解释更换尿裤的目的及过程。

【实施】

1. 将尿布展开，湿纸巾打开，放置床旁备用。

2. 将污湿的尿裤打开。

3. 一手握住患儿的两脚轻轻提起，露出臀部；另一手用湿纸巾将会阴部及臀部擦净，见图3-11。

4. 取出污湿尿裤，放入污物桶内。

5. 必要时将患儿抱起，以温水清洗臀部，清洗时一手托住患儿大腿根部及臀部，并以同侧前臂及肘部护住患儿腰背部，另一手清洗臀部，用毛巾将臀部水分吸净，见图3-12。

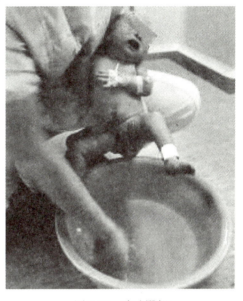

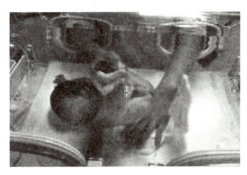

图3-11　抬起臀部　　　　　　　　　图3-12　清洗臀部

6. 再握住并提起患儿双脚，使臀部略抬高，将清洁尿裤的一端垫于腰骶部，放下双脚，由两腿间拉出尿裤另一端并覆盖于下腹部，裹好尿裤，见图3-13。

7. 整理床单位，关闭暖箱门（睡摇篮的患儿，穿好衣服）。

8. 洗手，记录大小便性状、颜色、量、次数等。

【评价】

患儿生命体征平稳；臀部及会阴无臀红等皮损发生。

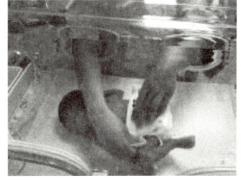

图3-13　裹好尿裤

【健康教育】

1. 指导家长尽量选择质地柔软、透气性好、吸水性强的棉质尿布。

2. 指导家长掌握换尿布的方法，因患儿皮肤娇嫩，应及时清理患儿的大小便，保持皮肤的清洁、干燥。

3. 告知家长注意观察患儿臀部皮肤的变化，出现臀红等皮损时，及时报告护理人员给予处理。

【注意事项】

1. 更换尿裤时的动作应轻快，避免暴露患儿上半身。

2. 尿裤包扎应松紧合适，防止因过紧而影响患儿活动或过松造成大小便外溢。

三、臀部护理技术

臀部护理技术是指使用有效的护理措施保持患儿臀部皮肤清洁干燥，减少臀红发生的一种方法。

【目的】

1. 保持患儿臀部皮肤清洁、干燥，使患儿身心舒适。

2. 减少臀红的发生。

【评估】

1. 评估患儿的臀部皮肤状况。

2. 评估患儿的臀部清洁习惯及尿布使用情况。

【计划】

1. 护士准备　着装整洁，洗手，戴口罩。

2. 用物准备　脸盆1个、水壶1个（内有温开水）、质地柔软的干毛巾1块，吸水性好的纸尿裤或布尿布各1块，根据需要准备复方新霉素软膏、鞣酸软膏、红霉素软膏、氧化锌油膏、无菌棉签、烤灯等。以上物品放于护理车上，见图 3-14。

3. 环境准备 关闭门窗、调节室温至 24～25℃及以上，屏风遮挡。

4. 核对医嘱，携用物至患儿床旁。

5. 识别患儿身份，向患儿家长讲解臀部护理的目的及过程，取得配合。

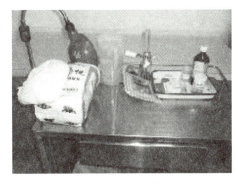

图 3-14 臀部护理用物

【实施】

1. 协助患儿脱裤子，暴露臀部皮肤。

2. 用温水擦洗臀部，见图 3-15。

3. 更换清洁纸尿裤或尿布，见图 3-16。

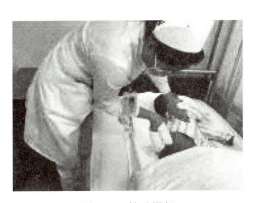

图 3-15 擦洗臀部

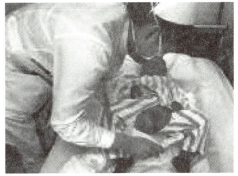

图 3-16 换上清洁尿布

4. 用质地柔软的纸巾或干毛巾轻轻吸干臀部皮肤上的水分，为了加速皮肤上水分的蒸发，或用吹风机吹干，也可以暴露风干，见图 3-17。

5. 保持局部干燥，可让患儿平卧，用红外线灯或普通的 40W 灯泡照射，距离 30～50cm，每次 15～20 分钟，见图 3-18。暂时不穿裤子、不用尿布。

6. 根据臀部皮肤炎症、糜烂的情况，选择性给予局部涂抹外用药，见图 3-19。

7. 协助患儿取舒适卧位，放支被架后盖被。

8. 整理床单位，记录臀部皮肤的情况和处理措施。

笔记栏

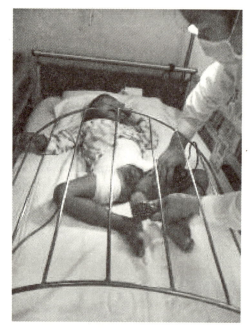

图 3-17　吹干

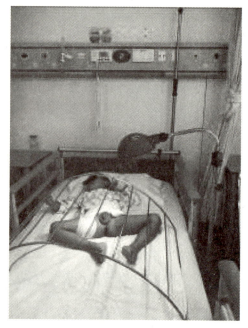

图 3-18　烤灯

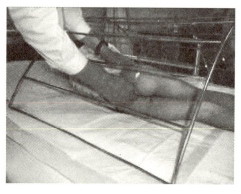

图 3-19　局部涂抹药

【评价】

患儿臀部清洁、干燥；患儿臀部红疹较前好转。

【健康教育】

1. 指导家长养成患儿每次排便后清洗局部臀部皮肤的好习惯。

2. 告知家长为患儿选择吸水性好的尿布、纸尿裤及纸巾、毛巾。

3. 教会家长出现臀部皮肤问题后的对症处理方法。

【注意事项】

1. 护理过程中注意保暖，预防感冒。用烤灯照射时，要放置稳妥，专人守护，避免烫伤。

2. 臀红时可涂防护膏或霜（含有矿脂或氧化锌）；红斑性损害时可涂炉

甘石洗剂；渗液多时可用 2% 硼酸溶液或复方硫锌酸铜溶液湿敷。

四、婴儿盆浴技术

婴儿盆浴技术是为了满足患儿身体清洁舒适的需要，提高皮肤的新陈代谢功能，在澡盆中放入水为患儿进行皮肤擦洗的一种洗澡方式。

【目的】

1. 去除污垢，保持皮肤清洁。
2. 促进全身血液循环。

【评估】

1. 评估患儿病情是否平稳、全身皮肤有无破损。
2. 评估环境是否温暖、舒适、清洁。

【计划】

1. 护士准备　着装整洁，洗手，戴口罩。
2. 用物准备
（1）棉布类：包括婴儿尿布及衣服、大毛巾、毛巾被及包布、系带、面巾 1 块、浴巾 2 块。
（2）护理盘：内备梳子、指甲刀、棉签、75% 乙醇溶液、液状石蜡、水温计等。
（3）浴盆：内备温热水（占容积的 2/3），水温在冬季为 38～39℃，夏季为 37～38℃，可在水壶内装 500～600ml 热水备用。
（4）其他：必要时准备清洁床单、磅秤等。
3. 环境准备　关闭门窗，调节室温在 24～27℃。
4. 核对医嘱，携用物至患儿床旁。
5. 识别患儿身份，向家长解释盆浴的目的及过程，取得配合。

【实施】

1. 关闭浴室（病室）门窗，铺好浴巾。

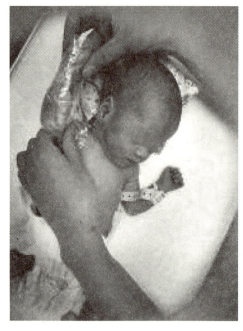

图 3-20　包裹留置针

2. 准备洗澡水。用水温计测试水温，水温 38～40℃（用手臂内侧试水温，以热而不烫为宜）。

3. 脱去患儿衣服。如患儿正在进行输液操作，封闭留置针，用 PE 手套包裹留置针，PE 手套开口朝下，见图 3-20。

4. 用大浴巾将患儿包好。

5. 擦洗面部时，用单层面巾由内眦向外眦擦拭眼睛，更换面巾，以同法擦另一眼，然后擦耳、面部，擦时禁用肥皂。用棉签清洁鼻孔，见图 3-21。

6. 擦洗头部时，抱起患儿，以左手托住患儿枕部，腋下夹住患儿躯干，左手拇指和中指分别向前折患儿双耳郭以堵住外耳道口，防止水流入耳内；右手将洗发液涂于手上，洗头、颈、耳后，然后用清水冲洗、擦干。对较大婴儿，可用前臂托住婴儿上身，将下半身托于护士腿上，见图 3-22。

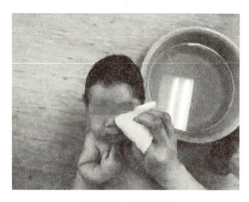

图 3-21　擦洗面部

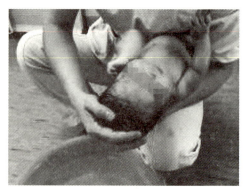

图 3-22　擦洗头部

7. 以左手握住患儿左臂，靠近肩处，使其颈枕于护士手腕处，再以右前臂托住患儿双腿，用右手握住患儿左腿靠近腹股沟处使其臀部位于护士手掌上，轻放患儿于水中，见图 3-23。

8. 松开右手，淋湿患儿全身，按顺序擦洗颈下、臂、手、胸、背、腿、脚、会阴、臀部，随洗随冲净，沐浴时避开留置针，见图 3-24。

9. 将患儿抱入辐射台或放置于操作台上，用浴巾擦干全身水迹，75% 乙醇溶液消毒脐部。做好会阴护理，见图 3-25。

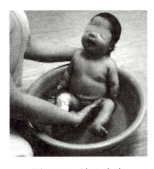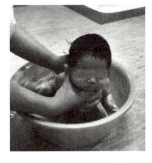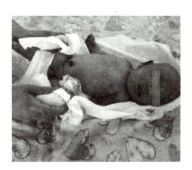

图 3-23　放入水中　　　　图 3-24　清洗背部　　　　图 3-25　擦干水迹

10. 穿好尿裤，必要时为患儿涂擦润肤露、修剪指甲等。

11. 整理用物，洗澡盆消毒晾干备用。

【评价】

患儿皮肤清洁无破损，脐部无发红、无脓性分泌物。留置针贴膜固定完好。

【健康教育】

告知家长婴儿喂奶前或喂奶后 1 小时内禁止沐浴，以免婴儿呕吐或溢奶。

【注意事项】

1. 减少暴露，注意保暖，动作轻、快。不得有水进入耳和眼内。

2. 对患儿头顶部的皮脂结痂不可用力清洗，可涂液状石蜡浸润，以后分次逐渐予以洗净。

3. 操作后检查留置针穿刺处是否浸湿，必要时给予更换敷料或拔除留置针重新穿刺。

4. 沐浴时在浴盆底部铺垫一块浴巾，以免患儿在盆内滑跌。

五、床上擦浴技术

床上擦浴技术是为了使卧床患儿获得皮肤的清洁与舒适，且促进局部血

笔记栏

液循环的清洁卫生方法。

【目的】

1. 保持皮肤清洁，清除污垢。

2. 促进皮肤血液循环，增强皮肤排泄功能，预防皮肤感染及压疮等并发症的发生。

【评估】

1. 评估患儿的病情。

2. 评估患儿皮肤的完整性及合作程度。

【计划】

1. 护士准备　着装整洁，洗手，戴口罩、戴手套。

2. 用物准备　脸盆 1 个、水壶 1 个（水壶内备 47～50℃热水）、毛巾 2 条、浴皂 1 块、水温计 1 支、浴巾 1 条、橡胶中单 1 条、大单 1 条、被套 1 条、枕套 1 个、病号服 1 套、扫床刷及套各 1 个、垫巾 1 块，女患儿需备会阴冲洗包及便盆，将以上物品放于护理车上，见图 3-26。

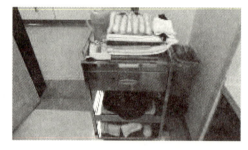

图 3-26　床上擦浴用物

3. 环境准备　调节病室温度至 24～25℃及以上，屏风遮挡，移开床头柜、床旁椅。

4. 携用物至患儿床旁。

5. 识别患儿身份，向患儿及家长解释床上擦浴的目的及过程，取得合作。

【实施】

1. 将 47～50℃热水（可按年龄、季节、生活习惯增减水温）倒于盆中，水量为盆的 2/3，放入毛巾，置于床旁椅上，见图 3-27。

2. 先擦洗面部，用毛巾的一角由内眦向外眦擦洗眼部，换毛巾另一角擦洗另一侧，再擦洗前额、鼻部、耳郭及颌下，更换热水。

3. 擦洗近侧颈、上肢时，脱近操作者侧上衣（以棉被遮盖对侧），取橡胶中单及双折浴巾一半垫于上肢、背部、腰部，另一半浴巾盖于身上，见图 3-28。擦洗颈部四周；擦洗上肢，沿指端往近心端向上擦洗，见图 3-29。然后将患儿手臂举过头擦洗腋下（腋窝皮肤皱褶处擦洗干净），见图 3-30。

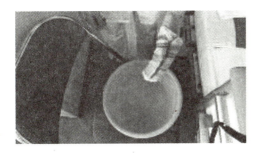

图 3-27　擦洗用水、毛巾

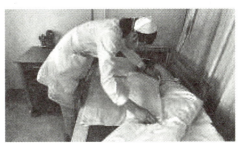

图 3-28　脱衣、垫巾、遮盖

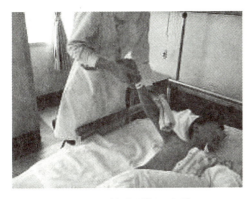

图 3-29　擦洗颈部、上肢

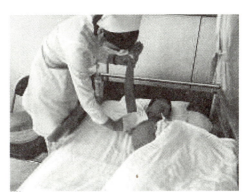

图 3-30　擦洗腋下

4. 洗胸部、腹部时，翻下浴巾，见图 3-31；擦洗近侧胸部、腹部，见图 3-32。擦洗腋中线部；用 75% 乙醇溶液清洁脐部；用浴巾擦干水迹，盖好棉被；更换热水。

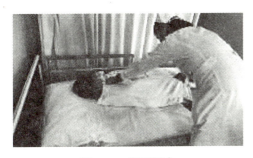

图 3-31　翻下浴巾

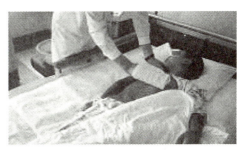

图 3-32　擦洗胸部、腹部

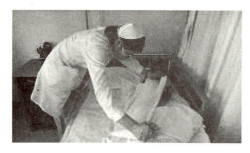

图 3-33　盖浴巾保温

5. 洗背、臀时，协助患儿侧卧位背向操作者，将上衣掖至患儿身下，将上半幅浴巾盖于患儿身上，见图 3-33。取热毛巾擦洗患儿背部、臀部，见图 3-34。用浴巾擦干水迹，取出橡胶中单及浴巾。穿清洁上衣于近侧，协助患儿平卧，更换热水。

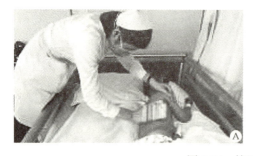
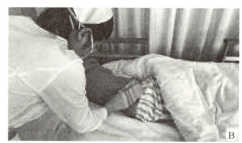

图 3-34　擦洗背部、臀部

6. 洗对侧上半身，脱去患儿上衣，将橡胶中单及浴巾垫于对侧上肢、背、腰部，以同样方法擦洗对侧上半身，见图 3-35 和图 3-36。擦洗干净后撤去橡胶中单、浴巾，穿好对侧清洁上衣，更换热水。

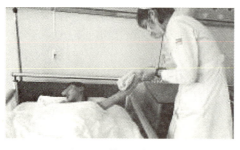
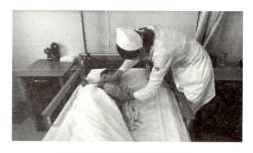

图 3-35　擦洗对侧上肢　　　　　图 3-36　擦洗对侧腋、背

7. 洗双下半身时，脱去患儿内裤，遮盖于会阴部；取橡胶中单及浴巾垫于臀部和下肢处，擦洗近侧下肢，从足踝、小腿、大腿至腹股沟（皱褶处）擦干净，见图 3-37，洗后用浴巾擦干水迹，更换热水。同上法擦洗对侧下肢，更换热水。

8. 洗脚时，协助患儿屈膝，将浴巾盖于会阴部，脚盆下面放垫巾置于床尾，将患儿双脚泡入盆内，洗净、擦干。

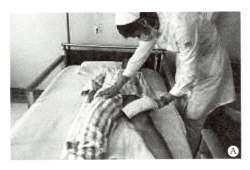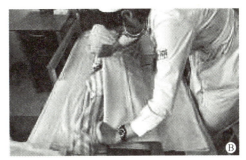

图 3-37　擦洗近侧下肢

9. 清洁会阴部时，男患儿：擦洗外阴部，包括阴囊、会阴、肛门；女患儿：取便盆放其臀下，冲洗会阴部（大、小阴唇及肛门），洗毕，撤去橡胶中单、浴巾，更换内裤。

10. 擦洗后给患儿更换干净的医院服，皮肤干燥者可给予涂抹润肤露。如有外伤，应先穿患侧，后穿健侧。擦浴后检查和妥善固定各种管道，保持其通畅。

11. 协助患儿洗手、梳头、剪指（趾）甲。

12. 根据需要更换大单、被套、枕套。

13. 协助患儿取舒适体位，盖好棉被，移回床头柜、床旁椅；开窗通风，做好保暖措施，预防感冒。

【评价】

患儿皮肤清洁。患儿未发生受凉、皮肤损伤、管道脱落等情况。

【健康教育】

1. 向患儿及家长讲解床上擦浴时的注意事项、骨突出部位的保护和按摩方法。

2. 指导患儿及家长经常观察皮肤状况，预防感染、过敏、压疮等的发生。

【注意事项】

1. 擦洗时动作应轻柔、敏捷，应维护患儿自尊，确保安全，便于操作，注意保暖，少翻动，少暴露，保持水温。

2. 擦洗时应注意观察皮肤有无异常及全身病情变化，如出现寒战、面色苍白、脉速等征象时，应立即停止擦洗，给予适当处理。

3. 各部位的擦洗重点为腋下、腹股沟皮肤皱褶处、脐部、外阴部等。擦洗过程中注意保护伤口和防止各种管路脱落。

六、协助患儿移向床头技术

协助患儿移向床头技术是指当躯体移动障碍的患儿身体滑向床尾时，为使患儿舒适，帮助患儿移动的一种搬运方法。

【目的】

帮助滑向床尾而自己不能移动的患儿移向床头。

【评估】

1. 评估患儿病情、意识状态、肢体肌力及配合能力。
2. 评估患儿有无约束、各种管路情况。

【计划】

1. 护士准备　着装整洁，洗手，戴口罩。
2. 用物准备　棉被、枕头、浴巾。
3. 环境准备　关闭门窗，调室温，必要时屏风遮挡，请无关人员回避。
4. 识别患儿身份，向患儿及家长解释移动的目的及过程，取得同意。

【实施】

1. 一人帮助患儿移向床头法　视患儿病情放平床头，将枕头横立于床头；使患儿仰卧屈膝，双手握住床头板，双脚蹬床面；护士用手稳住患儿双脚，同时在臀部提供助力，使其上移；放回枕头，抬高床头，整理床单位，见图3-38。
2. 二人帮助患儿移向床头法　视患儿病情放平床头，将枕头横立于床头；护士两人分别站在床的两侧，交叉托住患儿颈、肩及腰臀部，两人同时用力，协调地将患儿抬起，移向床头；亦可两人同侧，一人托住颈、肩及腰部，另一人托住臀部及腘窝，同时抬起患儿移向床头；放回枕头，抬高床头，整理床单位，见图3-39。

笔记栏

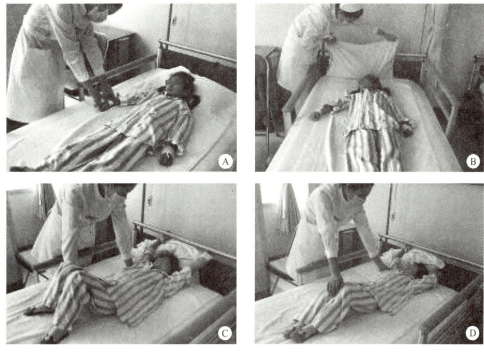

图 3-38 一人帮助移向床头法

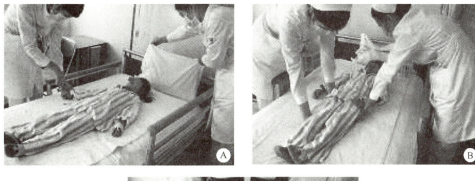

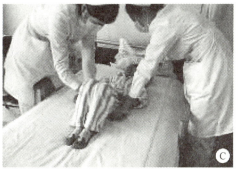

图 3-39 二人帮助移向床头法

【评价】

移向床头后观察患儿无不适。患儿卧位舒适，床单整洁。

【健康教育】

1. 指导护士遵循节力原则，避免对患儿的拉、拽等动作，防止关节脱位，使患儿舒适、安全。
2. 告知患儿移动过程中若有不适，及时提醒护理人员。

【注意事项】

有引流管的患儿，移动时注意引流管的位置，防止脱出。

七、协助患儿上、下床技术

协助患儿上、下床技术是对上、下床有困难的患儿，为了增加其活动量，促进血液循环，当患儿要上、下床时，对患儿进行协助的方法。

【目的】

增加患儿活动，促进血液循环。

【评估】

1. 评估患儿一般情况、体重及肢体活动能力。
2. 评估患儿病情，有无约束、伤口、引流管及有无骨折、牵引等。

【计划】

1. 护士准备　着装整洁，洗手，戴口罩。
2. 物品准备　床旁椅。
3. 环境准备　采光良好，温度适宜，屏风或隔帘。
4. 识别患儿身份，向患儿及家长解释操作的目的和方法，取得配合。

【实施】

1. 协助患儿下床

（1）固定床及床旁椅。护士站在患儿欲下床的一侧靠床头处，放置一把椅子与床平行紧靠，见图3-40；放下近侧床档，见图3-41；将患儿移向床中间，转向侧卧，两腿移至床沿，见图3-42。

（2）护士一手深入患儿颈肩对侧，另一手拖住患儿肩背部协助患儿坐起于床沿，图3-43。

（3）协助患儿穿鞋并站起，双手搭于护士肩上。护士一腿置于患儿两腿之间，见图3-44；并扶持患儿坐至床旁椅上，图3-45。

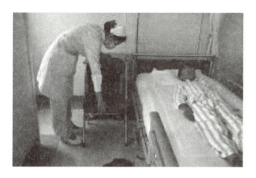

图3-40 妥当放置椅子

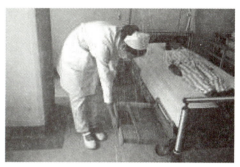

图3-41 放下床档

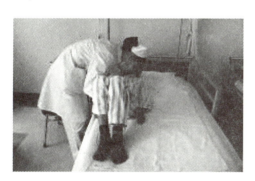

图3-42 两腿移至床沿

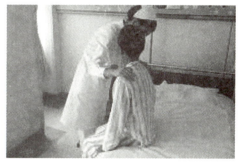

图3-43 坐于床沿

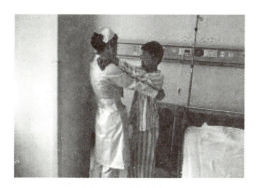

图3-44 搭肩站立

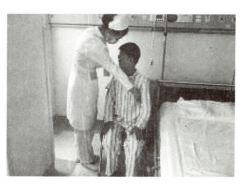

图3-45 坐于床旁椅上

2. 协助患儿上床　扶患儿离开床旁椅站立起来，移向床边再靠近，患儿后背朝着床的方向，臀部对准床边坐下，帮助患儿双下肢上床，躺下，随后向床中心调整体位，拉上床档，床旁椅归位。

3. 整理床单位及处理用物，洗手，记录下床坐立的时间及患儿反应。

【评价】

患儿上、下床安全、顺利。上、下床后舒适，无疲劳、不适，能配合上、下床动作。

【健康教育】

告知患儿坐起有头晕等不适症状时，及时呼叫护士。

【注意事项】

如患儿坐不稳，可给予适当的固定，观察患儿有无不适。昏迷、休克患儿禁止上、下床。

八、协助患儿由床上移至平车技术

协助患儿由床上移至平车技术是当移动障碍的患儿需要使用平车时，帮助患儿移动的一种搬运方法。

【目的】

搬运不能下床的患儿。

【评估】

1. 评估患儿病情、意识状态、肢体肌力及配合能力。
2. 评估患儿有无约束、各种管路情况。

【计划】

1. 护士准备　着装整洁，洗手，戴口罩。
2. 用物准备　平车、"过床易"、棉被、枕头、浴巾。
3. 环境准备　关闭门窗，必要时屏风遮挡，请无关人员回避，床周围无障碍物。

4. 识别患儿身份，向患儿及家属解释搬运的目的及过程，取得同意。

【实施】

挪动法适用于能在床上配合动作者。具体方法是：移开床旁桌、椅，松开盖被，帮助患儿移向床边；平车与床平行并紧靠床边，将盖被平铺于平车上；护士抵住平车，帮助患儿按上身—臀部—下肢的顺序向平车挪动（从平车移回床上时，协助患儿按下肢—臀部—上身的顺序移动），为患儿盖好被，使患儿舒适。

1. 一人床上移至平车法　多用于体重较轻的患儿。具体方法是：将平车推至床尾，使平车头端与床尾成钝角，固定平车；松开盖被，协助患者穿衣；将盖被铺于平车上，患儿移至床边；协助患儿屈膝，一臂自患儿腋下伸至肩部外侧，一臂伸入患儿大腿下；将患儿双臂交叉于搬运者颈后，托起患儿移步转身，将患儿轻放于平车上，为患儿盖好被，见图3-46。

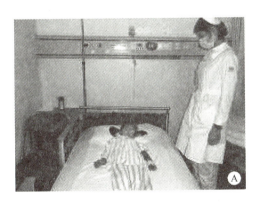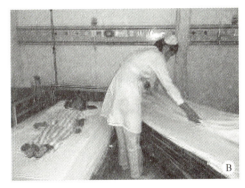
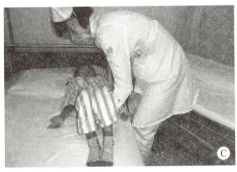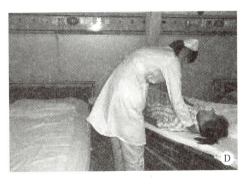

图 3-46　一人床上移至平车法

2. 二人床上移至平车法　适用于不能自行活动或者体重较重的患儿。具体方法是：将平车推至床尾，使平车头端与床尾成钝角，固定平车；松开盖被，协助患儿穿衣，将盖被平铺于平车上；二人站于床同侧，将患儿移至床边；一名护士一手托住患儿颈肩部，另一手托住患儿腰部；另一名护士一手托住患儿臀部，另一手托住患儿使患儿身体稍向护士倾斜，两名护士同时合力抬起患儿，移步转向平车，将患儿轻放于平车上，为患儿盖好被，见图3-47。

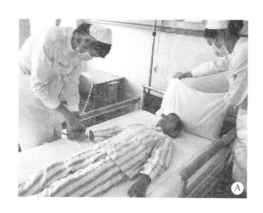

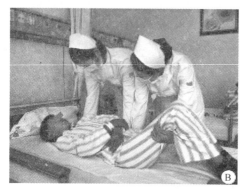

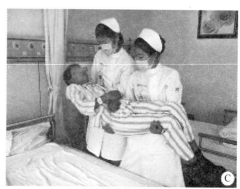

图3-47　二人床上移至平车法

3. "过床易"使用法　适用于不能自行活动的患儿。具体方法是：移开床旁桌、椅，推平车与床平行并紧靠床边，平车与床的平面处于同一水平，固定平车；护士分别站于平车与床的两侧并抵住，站于床侧护士协助患儿向床侧翻身，将"过床易"平放在患儿身下1/3或者1/4处，向斜上方45°轻推患儿；站于车侧护士，向斜上方45°轻拉协助患儿移向平车，待患儿上平车后，协助患儿向车侧翻身，将"过床易"从患儿身下取出，见图3-48。

【评价】

搬运安全、顺利，患儿无病情改变。患儿移向平车后舒适，无疲劳、不适感。

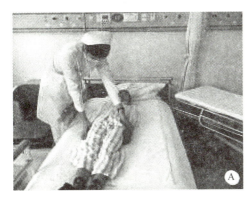
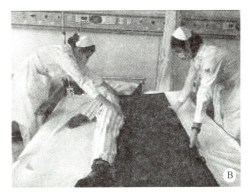
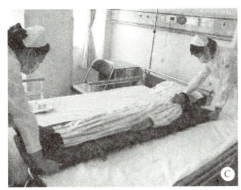
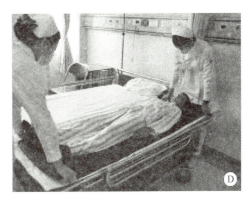

图 3-48　"过床易"使用法

【健康教育】

1. 指导护士遵循节力原则，避免对患儿的拉、拽等动作，防止关节脱位，使患儿舒适、安全。

2. 告知患儿移动过程中若有不适，及时提醒护理人员。

【注意事项】

1. 搬运患儿时动作轻稳，协调一致，确保患儿安全、舒适。

2. 尽量使患儿靠近搬运者，以达到节力的目的。

3. 将患儿头部置于平车的大轮端，以减轻颠簸与不适。

4. 推车时车速适宜。护士站于患儿头侧，以观察病情，下坡时应使患儿头部在高处一端。

5. 在搬运患儿过程中保证输液和引流的通畅；对骨折患儿，应在平车上垫木板，并固定好骨折部位再搬运。

笔记栏

九、协助患儿坐轮椅技术

轮椅是用来护送不能行走但能坐起的患儿的运送工具。协助患儿坐轮椅技术是当患儿使用轮椅时，为了保证患儿的安全而采取的正规的协助方法。

【目的】

1. 护送不能行走但能坐起的患儿入院、出院、检查、治疗。
2. 协助患儿下床活动，促进血液循环和体力恢复。

【评估】

1. 评估患儿的一般情况，如体重及意识状态、病情、躯体活动能力及合作程度。
2. 评估轮椅各部件的性能是否良好，功能是否正常。

【计划】

1. 护士准备　着装整洁，修剪指甲，洗手，戴口罩。
2. 用物准备　轮椅、毛毯、别针，必要时可备软枕。
3. 环境准备　床单位周围宽敞、光线适宜、无障碍物，地面整洁平坦。
4. 携用物至患儿床旁。
5. 识别患儿身份，向患儿及家长解释使用轮椅运送的目的、方法、注意事项等，取得配合。

【实施】

1. 将轮椅推至床旁，椅背与床尾平齐，轮椅面朝床头，扳下轮闸制动轮椅（图3-49），翻起脚踏板（图3-50）。
2. 嘱患儿手掌撑床，扶患儿坐起，双足垂床缘维持坐姿（图3-51），协助患儿穿鞋（图3-52），使患儿双手置护士肩上，护士双手抱患儿腰部，协助患儿下床。
3. 护士协助患儿转身，嘱患儿手扶轮椅把手，护士协助患儿坐于轮椅中央（图3-53），翻平脚踏板，患儿脚放于脚踏板上（图3-54）。整理好床单位，松闸（图3-55），推送患儿至目的地（图3-56）。

笔记栏
· · · · · · · · · · ·

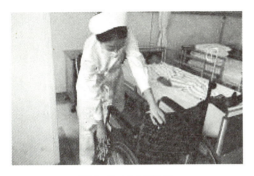

图 3-49　扳下轮闸

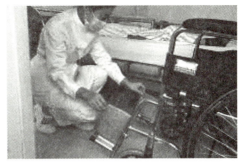

图 3-50　翻起脚踏板

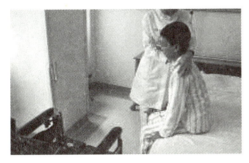

图 3-51　扶患儿坐起

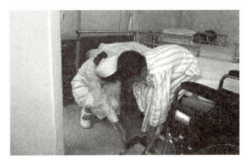

图 3-52　协助穿鞋

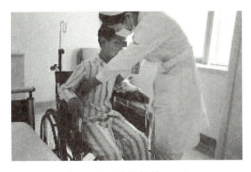

图 3-53　手扶轮椅坐下

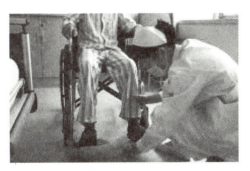

图 3-54　脚放于踏板上

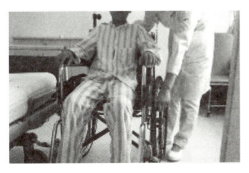

图 3-55　松闸

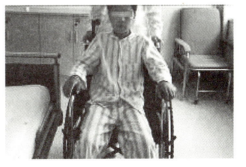

图 3-56　推送

笔记栏

4. 患儿回病房，将轮椅推至床尾，面向床头，椅背与床尾平齐，制动轮椅（图 3-57），翻正脚踏板（图 3-58），掀开棉被，协助患儿站起转身、坐于床缘，脱下外衣及鞋子，取舒适卧位，整理床单位。观察病情，必要时记录。

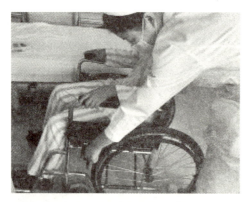 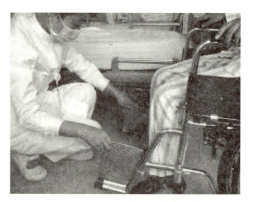

图 3-57　制动轮椅　　　　　　　　　　图 3-58　翻正脚踏板

【评价】

搬运安全、顺利，患儿无病情变化；患儿坐于轮椅上舒适，无疲劳、不适，能配合。

【健康教育】

推轮椅时嘱患儿尽量靠后坐，不可前倾、站起或下轮椅，下坡时嘱患儿抓紧扶手。

【注意事项】

1. 保证患儿舒适、安全。根据室外温度适当增加衣服及棉被，防止感冒。
2. 运送过程中随时观察患儿情况，询问有无不适，如有输液或引流管，要保证其通畅。

十、物理降温技术

物理降温技术是指用低于人体的温度作用于局部或全身，以达到减轻充血或出血、消炎、镇痛、降温、降低细胞代谢等目的的治疗方法。临床上用于儿童的主要为冰袋、冰囊、乙醇或温水擦浴。

【目的】

1. 高热患儿降温。
2. 实施局部消肿，减轻充血和出血，限制炎症扩散，减轻疼痛。
3. 降低患儿脑细胞的代谢，提高脑细胞对缺氧的耐受性。

【评估】

1. 评估患儿的年龄及合作程度。
2. 评估患儿的局部皮肤状况，如颜色、温度，有无硬结、淤血等，有无感觉障碍及对冷过敏。
3. 乙醇擦浴者，要严格掌握适应证，主要适应于年长儿，婴幼儿禁忌乙醇擦浴，用前需评估患儿有无乙醇过敏史。

【计划】

1. 护士准备　着装整齐，洗手，戴口罩。
2. 用物准备　冰袋1个、冰囊1个，热水袋1个，包裹用布袋或治疗巾2个，橡皮筋1个，大方纱2块，小毛巾2块（冰块、小筒各1个）；治疗盘1个，治疗碗1个（内盛35%～50%的乙醇溶液100～200ml），浴巾1块，清洁病号服1套，便器1个，见图3-59。

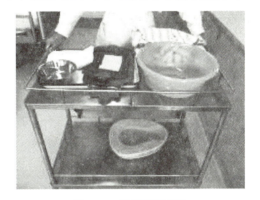

图3-59　物理降温用物

3. 环境准备　病房适宜的温湿度，关闭门窗，围帘或屏风保护隐私。
4. 核对医嘱，携用物至患儿床旁。
5. 识别患儿身份，向患儿及家长解释物理降温的目的及过程，取得配合。

【实施】

1. 冰袋
（1）将冰块从制冰机或冰箱中取出，放入盆中用水冲去棱角。

（2）将冰块装入冰袋内 1/2～2/3 容积，排尽空气后夹上袋口夹，见图 3-60，擦干，倒提，检查有无漏水，套上布袋。

（3）将冰袋置于头部或皮肤薄而有大血管分布处，见图 3-61。

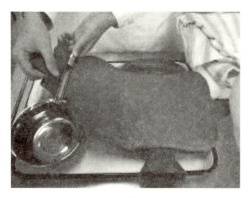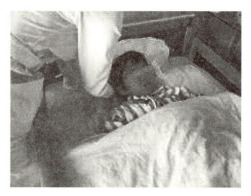

图 3-60　装置冰袋　　　　　　　图 3-61　放置冰袋降温

2. 冰囊

（1）将制冰机中冰块取出，去棱角。

（2）冰块装入冰囊内 1/2～2/3 容积，排尽空气，袋口的前端部分横折叠、竖折叠，再用橡皮筋或线绳扎紧，见图 3-62，擦干后，检查有无漏水，再用大方纱包裹。

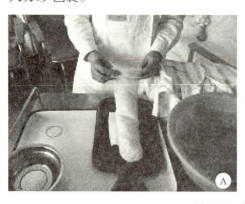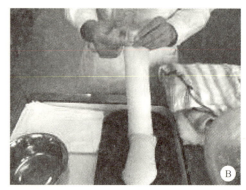

图 3-62　扎紧冰囊口

（3）将冰囊置于头部或皮肤薄而有大血管分布处，如前额、腹股沟等处，见图 3-63。

3. 乙醇擦浴

（1）松开床尾及盖被，不过多暴露，询问患儿是否需要便器。擦浴前将冰袋置于头部，热水袋置于足底。

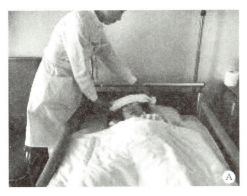
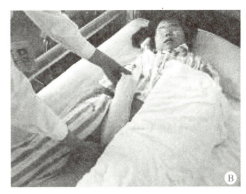

图 3-63　放置冰囊降温

（2）协助患儿脱去上衣，松开裤带，暴露擦拭部位，将大毛巾垫于擦拭部位下。以 35%～50% 乙醇溶液浸湿纱布包裹手，以离心方式边擦边按摩。

（3）先沿颈侧面至上臂外侧到手背，同法擦拭对侧上肢，擦后用大毛巾擦干皮肤，见图 3-64。

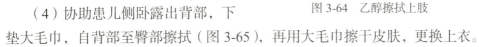

图 3-64　乙醇擦拭上肢

（4）协助患儿侧卧露出背部，下垫大毛巾，自背部至臀部擦拭（图 3-65），再用大毛巾擦干皮肤，更换上衣。

（5）协助患儿暴露下肢，垫大毛巾，从大腿外侧至小腿（图 3-66），同法擦拭对侧下肢，擦后用大毛巾擦干皮肤，更换裤子。

（6）撤去热水袋，协助患儿取舒适体位，整理床单位，撤去屏风，整理

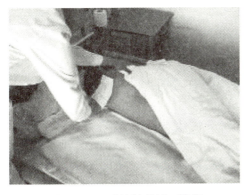
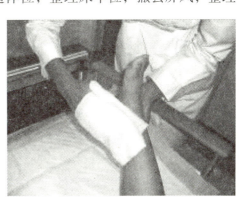

图 3-65　乙醇擦拭背部、臀部　　　　　图 3-66　乙醇擦拭下肢

用物。

4. 半小时后复测体温，并记录。

【评价】

1. 冰袋完整、无漏水，布套干燥。冰袋放置位置正确、无误。

2. 擦拭部位、顺序正确，无遗漏；患儿体温波动在 35～37℃。

【健康教育】

告知患儿使用冰袋、冰囊时，若发生局部皮肤苍白、青紫或局部麻木感，及时通知医护人员。

【注意事项】

1. 使用冰袋、冰囊 30 分钟后撤掉，需长时间使用者需间隔 1 小时后再重复使用。

2. 用冰袋降温时随时检查有无漏水，经常观察制冷部位皮肤的变化，防止冻伤。

3. 冰袋禁放于心前区（易引起反射性心率减慢、心律失常）、腹部（易引起腹泻）、枕后、耳郭、阴囊处（易引起冻伤）、足底（过冷使末梢血管收缩而影响散热或反射性引起一过性的冠状动脉收缩）。

4. 冰袋、冰囊使用后，将冰水倒出，冰袋倒挂晾干，吹入空气，避免两层橡胶粘连，存放于阴凉处。

5. 乙醇擦浴过程中，注意患儿全身情况，如出现寒战、面色苍白、呼吸异常，应立即停止操作。

6. 禁止擦拭后颈、胸前区、腹部和足底，以免引起不良反应。腹股沟、腘窝等血管丰富处，应适当延长时间，以利于增加散热。

十一、口腔护理技术

口腔护理技术是对口腔黏膜、牙齿和舌进行清洁的一项护理操作。

【目的】

1. 保持口腔清洁、舒适，促进食欲。

2. 促进口腔血液循环，增进牙齿健康，预防口腔感染。

3. 观察口腔黏膜，协助诊断治疗。

4. 促进口腔手术后及口腔病变伤口愈合。

【评估】

1. 评估患儿的病情及口腔卫生情况。

2. 评估患儿有无龋齿、活动的牙齿。

【计划】

1. 护士准备　着装整洁，洗手，戴口罩。

2. 用物准备　治疗盘 1 个、口腔护理包 1 个（内有弯盘 1 个、治疗碗 1 个、持物钳 2 把、压舌板 1 个、小纱球或干棉签 18～20 个、液状石蜡 1 瓶）、毛巾 1 块、手电筒 1 个、吸水管 1 根、水杯 1 个、开口器（必要时备）1 个，见图 3-67。

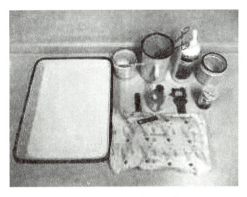

图 3-67　口腔护理用物

3. 环境准备　环境清洁，空气清新，去除不良气味和不良视觉刺激。

4. 核对医嘱，携用物至患儿床旁。

5. 识别患儿身份，向患儿及家长解释口腔护理的目的，取得合作。

【实施】

1. 协助患儿取仰卧位，头部侧向操作者（病情允许时可取半坐卧位），垫布铺于脸颊下，毛巾放床头上。

2. 打开口腔护理盘，取出弯盘，连同盘内压舌板置于颊部垫巾上，见图 3-68。

3. 持手电筒及压舌板检查口腔，观察有无出血、溃疡及真菌感染现象，了解牙齿的个数、生长位置，有无活动的牙齿，见图 3-69。

4. 擦洗方式

（1）年龄较大患儿：取持物钳夹小纱球拧干，抖开成纱条状缠于弯持物

笔 记 栏

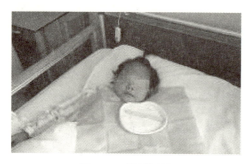

图 3-68　放置用品

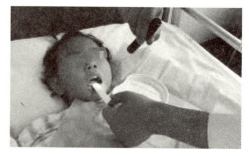

图 3-69　检查口腔

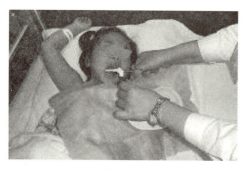

图 3-70　用纱球擦洗

钳上（缠时应将钳尖包裹，纱布缠绕要平整），擦洗牙齿用过的纱球放于弯盘内，见图 3-70。

（2）婴幼儿：可用棉签操作，蘸水不易过湿，以免造成患儿呛咳、窒息。

（3）擦洗方向：由后向前纵行擦洗。

（4）擦洗顺序：擦洗牙齿内侧面（左上内→左下内→右上内→右下内）；擦洗牙齿外侧面（左上外→左下外→右上外→右下外），见图 3-71；擦洗牙齿咬合面（左上→左下→右上→右下）；擦洗腭、舌、颊时持物钳夹小纱球内层，拧干（钳尖不得外露），或用湿棉签由内向外擦洗上腭、口底，舌的背面、腹面及两颊的内侧。

5. 协助漱口。

6. 取毛巾擦净口唇及周围皮肤的水迹，撤去弯盘、垫巾，协助患儿取舒适卧位，整理床单位。清点小纱球或棉签数目，见图 3-72。冲洗弯盘置于治疗盘内。

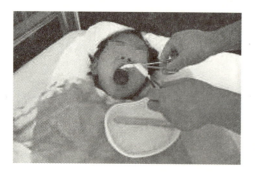

图 3-71　有序擦洗

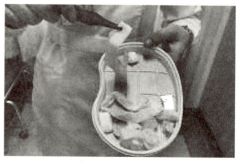

图 3-72　清点纱球

【评价】

患儿口腔清洁无异味，无感染发生，口唇湿润。

【健康教育】

1. 指导患儿养成进食后、睡前刷牙的习惯。指导家长重视婴幼儿的口腔清洁卫生，定时给予口腔清洁。若病情允许可以多饮水，达到冲洗口腔的目的。

2. 提醒患儿及家长少进食含糖分高的食物，防止龋齿发生，定期检查牙齿。

【注意事项】

1. 操作应动作轻柔、细致，避免损伤口腔黏膜及牙龈。

2. 根据病情需要选择合适的漱口液

（1）生理盐水、复方硼砂溶液、1∶5000呋喃西林溶液可预防口腔内感染。

（2）2%～3%硼酸溶液，有抑菌作用。

（3）1%～3%过氧化氢溶液有防腐、防臭的作用。

（4）1%～4%碳酸氢钠溶液，用于口腔内真菌感染。

（5）0.1%乙酸溶液，用于口腔内铜绿假单胞菌（绿脓杆菌）感染。

3. 婴幼儿、昏迷患儿禁忌漱口和使用过湿的纱球、棉签，防止患儿误咽。

4. 有活动牙齿的患儿，擦洗过程中要注意动作轻柔，以防活动牙齿脱落及脱落牙齿误咽。

5. 需要使用开口器时，开口器应套以橡皮套，从磨牙处置入口内。牙关紧闭者不可强行用开口器，以防误伤黏膜及牙齿。

6. 口唇干燥时，涂以液状石蜡，见图3-73，口腔黏膜如有溃疡，遵医嘱涂用药品，也可用冰硼散或锡类散撒于溃疡处。

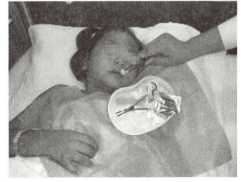

图3-73 液状石蜡涂抹口唇

十二、肛周护理技术

肛周护理是采取有效的护理手段，保持患儿肛周皮肤清洁、干燥，预防和减少肛周脓肿、肛周黏膜破损、肛裂、肛瘘、肛门湿疹、肛门瘙痒等并发症的发生的一项护理操作。

【目的】

1. 保持肛周皮肤清洁、干燥。观察肛门黏膜及周围皮肤的完整性。
2. 预防肛周脓肿、肛裂；促进肛周感染的愈合。

【评估】

1. 评估患儿肛周皮肤的清洁程度。
2. 评估患儿肛周黏膜及皮肤有无颜色改变、水肿、破溃、感染，肛周脓肿、肛裂、湿疹等症状。
3. 评估患儿的合作程度。

【计划】

1. 护士准备　着装整洁，洗手，戴口罩。

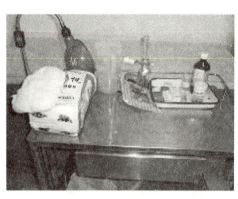

图 3-74　肛周护理用物

2. 用物准备　脸盆 1 个、水壶 1 个（内有温开水）、温度计 1 支、质地柔软的毛巾 1 块、一次性手套 1 双，根据需要备复方新霉素软膏、鞣酸软膏、无菌棉等物品放于护理车上，见图 3-74。

3. 环境准备　关闭门窗、调节室温至 24～25℃及以上，屏风遮挡或拉床帘。

4. 核对医嘱，携用物至患儿床旁。

5. 识别患儿身份，向患儿及家长解释肛周护理的目的和过程，取得配合。

【实施】

1. 协助患儿脱裤子，取合适体位，一般取侧卧位背向操作者或俯卧位，以暴露肛门。

2. 再次评估肛门黏膜及肛门周围皮肤情况，见图3-75。

3. 清洁肛门黏膜及肛周皮肤，坐浴前如局部皮肤或黏膜有污迹应先用清水清洁，有伤口者可用换药盘给予换药。

4. 配制坐浴液体，水温应控制在38~42℃，见图3-76。协助患儿坐浴15~20分钟，见图3-77。

5. 坐浴后用清洁柔软的纸巾或干毛巾擦干臀部，或用吹风机选择温热档吹干，见图3-78。

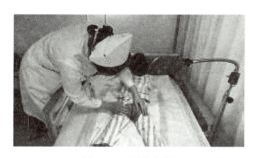

图3-75 评估肛周

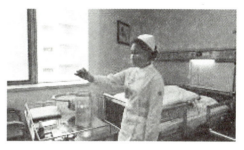

图3-76 测量水温

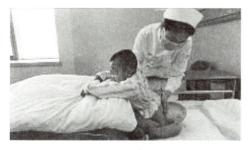

图3-77 协助坐浴

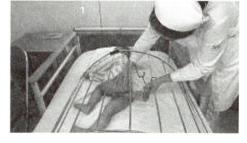

图3-78 吹干皮肤

6. 局部潮湿可运用支被架采取暴露风干，见图3-79；有皮肤损伤迹象，可吹氧气，见图3-80；有感染时用棉签在肛门处由内至外涂抹复方新霉素软膏以抗感染，见图3-81，且能防止肛门黏膜及周围皮肤过干引起肛裂、肛门黏膜脓肿或肛周皮肤疖肿形成，必要时按外科换药常规处理。

7. 协助患儿恢复舒适的体位，见图3-82。

笔 记 栏

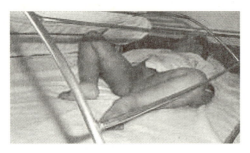

图 3-79　暴露风干

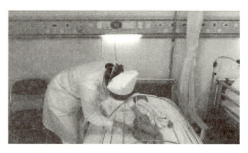

图 3-80　吹氧

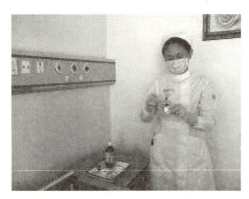

图 3-81　蘸取药膏

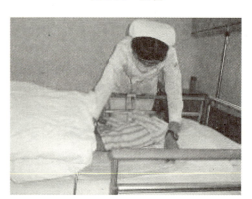

图 3-82　取舒适体位

8. 整理床单位，记录肛门黏膜及肛周皮肤完整性，有无破损、脓肿以及大小、疼痛、干预措施、改善情况。

【评价】

患儿肛周皮肤清洁干净，无污物；患儿肛周皮肤及黏膜较前好转。

【健康教育】

1. 指导家长及时协助清理患儿的大、小便，保持肛周皮肤的清洁。

2. 告知家长为患儿准备舒适、透气性好的棉质衣服，避免皮肤的摩擦刺激。

【注意事项】

1. 操作中注意保暖，防止患儿感冒。

2. 如患儿肛周有脓肿、包块等，清洁肛周皮肤时动作应轻柔，防止脓肿、包块破裂。

十三、约束保护技术

约束保护技术是使用专用的器具限制患儿部分或全部肢体的活动或躯体的移动。

【目的】

1. 防止患儿发生坠床、撞伤、抓伤等意外。
2. 预防意识不清或哭闹时扯落各种管路或医疗设备。
3. 保持某种特殊体位，限制其动作，避免不良后果。

【评估】

1. 评估患儿年龄、体重、皮肤情况。
2. 评估患儿病情、肢体活动度。
3. 评估患儿意识、合作程度。
4. 评估患儿家长对约束器具使用的接受程度。

【计划】

1. 护士准备　着装整洁，洗手，戴口罩。
2. 用物准备　根据患儿的约束部位，选择合适的约束器具。全身约束，凡能包裹患儿全身的物品皆可使用，如大单、大毛巾等；四肢约束，使用手足约束带或用绷带与棉垫、约束具使用知情同意书和约束具使用观察表，见图 3-83。

3. 环境准备　室内光线良好，温湿度适宜。

4. 核对医嘱，携带用物至患儿床旁。

5. 识别患儿身份，向患儿及家长解释使用约束器具的目的、方法、持续的时间等，征得家长同意并在知情同意书上签字，取得配合。

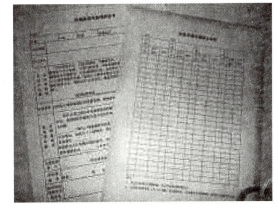

图 3-83　约束器具使用相关表格

笔记栏

【实施】

1. 全身约束法　将大单折成自患儿肩至踝的长度；将患儿平卧于大单中间；以靠近操作者一侧的大单紧包患儿同侧上肢、躯干和双下肢，至对侧腋窝处整齐地塞于其后背下；再用上法将另一侧肢体包裹好，将大单剩余部分塞于近侧肩背下，外用约束带固定，见图3-84。

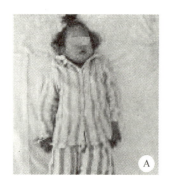 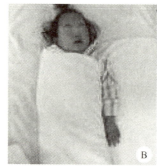 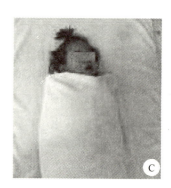

图3-84　全身约束法

2. 四肢约束法　用约束带一端系于手腕或足踝部，并在手腕或足踝处垫棉垫，松紧度以能插入一指为宜；另一端系于床的主体结构处，以防止滑动，见图3-85。

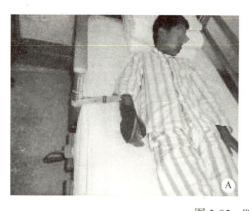 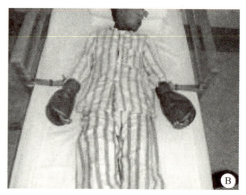

图3-85　四肢约束法

3. 肩部约束法　暴露双肩；将患儿双侧腋下垫棉垫；将保护带置于患儿双肩下，双侧分别穿过患儿腋下，在背部交叉后分别固定于床头不易滑动处。

4. 定时巡视，评估约束局部皮肤、约束肢体的血液循环。

5. 完整填写、记录约束具使用观察表，与同意书一起做好交班。

【评价】

患儿使用约束器具时肢体处于功能位置。患儿约束部位无皮肤损伤、意外伤害和并发症。

【健康教育】

指导家长在约束期间保证患儿肢体处于功能位，保持适当的活动度。教会家长观察约束侧肢体的方法。

【注意事项】

1. 使用约束带时，患儿肢体应处于功能位置。治疗完成后，及时去除约束带。

2. 每小时巡视患儿 1 次，观察约束局部皮肤有无损伤，皮肤颜色、温度，约束肢体末梢循环状况；每 2 小时松解 1 次，必要时进行局部按摩，发现异常，及时松解。

第二节　测量技术

测量技术是对小儿生长发育、营养状况、疾病进展进行定期连续的测量，是小儿成长发育的评价指标。本节主要介绍身长（高）、坐高的测量，体重测量，胸围测量，头围测量，生命体征测量。

一、身长（高）、坐高测量技术

身长（高）是指从头到足底的长度，包括头部、躯干和下肢的长度。年龄越小，其增长越快。正常新生儿出生时平均身长 50cm，第 1 年增长最快，约 25cm，第 2 年增长减慢，约 10cm，2 周岁后身长（高）稳步增长，可用公式推算：

2～12 岁身长的估计公式为：身高＝年龄 ×7＋70cm。

【目的】

1. 评估患儿体格发育的状况。
2. 反映骨骼发育的重要指标。

【评估】

1. 评估患儿年龄、生长发育状况。
2. 评估患儿的配合程度。

【计划】

1. 护士准备　着装整洁，洗手，戴口罩。
2. 用物准备　皮尺、测量桌或测量板、立位测量器或带有身高量杆的磅秤。
3. 环境准备　安全、安静、清洁。必要时屏风遮挡，请无关人员回避等。

4. 识别患儿身份，向患儿及家长解释身长（高）或坐高测量的目的及过程，取得配合。

【实施】

1. 婴幼儿测量法　见图3-86。
（1）将清洁布平铺在测量板上。
（2）助手脱去患儿的帽、鞋，使患儿仰卧于测量板的中线上，患儿的头顶部触及测量板的顶端，

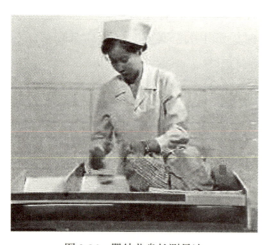

图3-86　婴幼儿身长测量法

头部位置要直，双手自然平伸。

（3）测量者左手按住患儿双膝使两腿伸直，右手推动滑板贴至双足底部，推板与患儿身体长轴成90°角，读出身长的厘米数。

2. 儿童测量法　见图3-87。
（1）脱去鞋、帽，患儿站立于测量器或有身高量杆的磅秤上。
（2）面向前，立正姿势站立，双眼平视正前方，头部保持正直位置，两

臂自然下垂，足跟靠拢，足尖分开，约成 60° 角，足跟、臀部、两肩胛和枕骨粗隆均同时靠在量杆上。

（3）推板至头顶，使推板与测量杆成 90° 角，读出身高的厘米数。

3. 坐高测量方法　患儿坐于床上，测头顶至坐骨结节的长度（同身高测量法），见图 3-88。

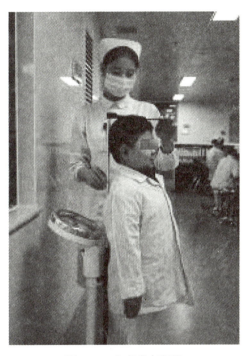
图 3-87　儿童身高测量

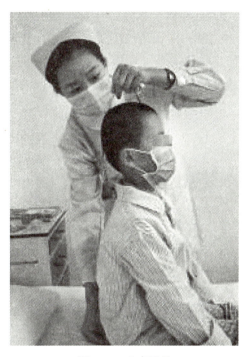
图 3-88　坐高测量

【评价】

身长（高）、坐高测量方法正确。

【健康教育】

向家长讲解测量患儿身长（高）、坐高的意义；告知患儿及家长正常身长（高）、坐高的数值，让家长参与监测。

【注意事项】

1. 婴幼儿易动，推动滑板时动作应轻快，并准确读数。

2. 儿童立位测量时头部保持正直，眼眶下缘与耳孔上缘在同一水平线上。立位测量时足跟、臀部、两肩胛、枕骨粗隆均同时紧贴测量杆。

3. 3岁以下仰卧位测量身长，3岁以后立位测量身高。

二、体重测量技术

患儿体重是机体各器官、组织和体液的总重量，其构成的主要部分是体液、骨和关节、肌肉、脂肪、内脏。体重是反映小儿体格生长，尤其是营养状况的敏感指标。

推算体重的公式如下。

1～6个月：体重（kg）＝出生体重（kg）＋月龄×0.7（kg）。

7～12个月：体重（kg）＝6（kg）＋月龄×0.25（kg）。

2～12岁：体重（kg）＝年龄×2＋8（kg）。

【目的】

1. 为临床输液、给药量、奶量计算提供依据。

2. 评价患儿体格发育和营养状况，了解病情变化。

【评估】

1. 评估患儿营养、生长发育状况。

2. 评估患儿最近一次进食的时间和量。

3. 评估家长及患儿的配合程度。

【计划】

1. 护士准备　着装整洁，洗手，戴口罩。

2. 用物准备　根据患儿的年龄备好体重秤、垫巾、手消毒液、护理记录单。

3. 环境准备　安全、安静、清洁。必要时屏风遮挡，请无关人员回避等。

4. 识别患儿身份，向患儿及家长解释体重测量的目的及过程，取得配合。

【实施】

1. 婴儿测量法　见图 3-89。

（1）电子婴儿体重秤接通电源，确认功能正常。查对患儿的姓名、性别、年龄。

（2）将一次性垫巾铺在体重秤上，校正为零。

（3）脱去婴儿衣服及尿布，将婴儿放于体重秤上，观察重量，准确读数。

2. 儿童测量法　见图 3-90。

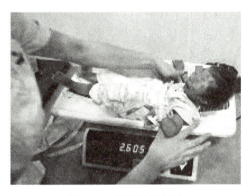

图 3-89　婴儿体重测量

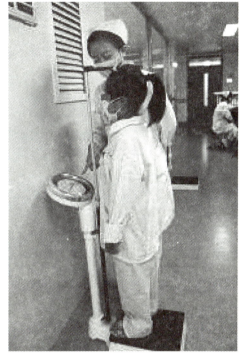

图 3-90　儿童体重测量

（1）将体重秤校正读数。

（2）患儿站立于站板中央，两手自然下垂，不可接触其他物体或摇动，准确读数。

（3）不合作或病重不能站立的患儿，由成人抱着患儿一起称重，称后减去成人体重即得患儿体重。

【评价】

患儿体重测量准确。

【健康教育】

1. 告知家长定期监测体重的必要性，若体重低于正常标准时，要了解对患儿的喂养情况，分析有无挑食、偏食、摄入不足等不当喂养方式，查找原因，补足营养，必要时指导及时就医诊治。

2. 告知家长要合理搭配幼儿的饮食，避免挑食、厌食或暴饮暴食，造成幼儿的发育不良或营养过剩。

【注意事项】

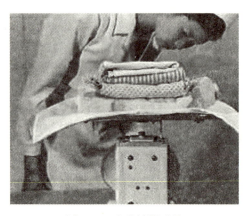

图 3-91　去除被服重量

1. 测量时注意保暖，避免受凉。称量体重应注意安全性和准确性。在晨起空腹排尿后或进食后 2 小时称量为佳，只穿内衣、内裤，衣服不能脱去时应除去衣服重量，见图 3-91。

2. 每次测量应在同一磅秤、同一时间进行。所测数值与前次差异较大时，应重新测量核对，婴儿体重降低较多时应报告医生。

三、胸围测量技术

胸围是指沿乳头下缘水平绕胸一周的长度。

【目的】

1. 评价胸廓、胸背肌肉、皮下脂肪及肺的发育程度。
2. 协助疾病的诊断。

【评估】

1. 评估患儿年龄及营养生长发育状况。
2. 评估患儿的合作程度。
3. 评估胸廓有无畸形。

【计划】

1. 护士准备　着装整洁，洗手，戴口罩。
2. 用物准备　软尺、手消毒液。
3. 环境准备　安全、安静、清洁。必要时屏风遮挡，请无关人员回避等。
4. 核对医嘱，携用物至患儿床旁。
5. 识别患儿身份，向患儿及家长解释胸围测量的目的及过程，取得配合。

【实施】

1. 协助取卧位或立位，两手自然平放或下垂。
2. 将软尺零点固定于一侧乳头下缘（乳腺已发育的女孩，固定于胸骨中线第 4 肋间），使软尺接触皮肤，经两肩胛骨下缘绕胸围一圈回至零点，见图 3-92。

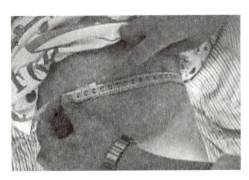

图 3-92　胸围测量

3. 取平静呼气、吸气时的中间读数，读数精确至 0.1cm。

【评价】

患儿胸围测量方法正确；胸廓无畸形。

【健康教育】

1. 向家长讲解测量患儿胸围的意义。
2. 告知家长注意观察患儿胸廓的变化，有异常及时通知医护人员。

【注意事项】

1. 测量时注意左右对称，软尺轻轻接触皮肤。读数应该是呼气和吸气时的厘米数，然后取平均数值。
2. 如发现患儿异常呼吸、患儿哭闹时，不要勉强测量。

笔记栏

四、头围测量技术

头围是经眉弓上方突出部、枕后结节绕头一周的长度。头围与脑的发育密切相关，头围在 1 岁以内增长迅速。正常参考值：初生时头围约为 34cm，1 岁时约为 46cm，2 岁时约为 48cm，5 岁时约为 50cm，15 岁以后为 54～58cm。

【目的】

1. 了解患儿脑和颅骨的发育。
2. 协助疾病诊断。

【评估】

1. 评估患儿年龄、外貌、营养生长发育状况。
2. 评估环境是否安全、安静、清洁。

【计划】

1. 护士准备　着装整洁，洗手，戴口罩。
2. 用物准备　软尺、手消毒液、护理记录单。
3. 环境准备　安全、安静、清洁。必要时屏风遮挡，请无关人员回避等。
4. 核对医嘱，携用物至患儿床旁。
5. 识别患儿身份，向患儿及家长解释头围测量的目的及过程，取得配合。

【实施】

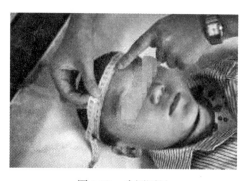

图 3-93　头围测量

1. 测量者站于被测患儿的前方或右侧。

2. 将软尺的零点（即起始点）固定于头部一侧眉弓上缘。

3. 再将软尺紧贴头皮绕枕骨结节最高点及另一侧眉弓上缘回至零点，见图 3-93。

4. 准确读数至 0.1cm。

【评价】

头围测量准确。

【健康教育】

指导家长学会观察患儿头颅的变化，定期监测头围，了解头围的正常数值，有异常及时通知医护人员。

【注意事项】

1. 测量时，手势不能过松或过紧，否则测出的数据也不会准确。测量结果要精确到小数点后一位。测量用的软尺不能过于柔软，否则测出的数据可能会有较大误差。

2. 脑积水、急性脑水肿患儿应每日测量头围（不是所有脑积水和急性脑水肿的患儿都需要每日测量头围）。

五、生命体征测量技术

体温、脉搏、呼吸和血压统称为生命体征，是机体内在活动的客观反映，是衡量机体状况的指标。

【目的】

了解病情变化，为诊断提供支持和依据。

【评估】

1. 评估患儿年龄和病情。
2. 评估患儿意识状态及合作程度。
3. 评估患儿测量部位的皮肤、黏膜状况。

【计划】

1. 护士准备　着装整洁，洗手，戴口罩。
2. 用物准备　体温计、血压表、听诊器、污表盒、液状石蜡、棉签、手表、

笔记栏

护理记录单、笔、体温计离心机。

3. 环境准备　安全、安静、清洁。必要时屏风遮挡，请无关人员回避等。

4. 核对医嘱，携用物至患儿床旁。

5. 识别患儿身份，向患儿及家长解释生命体征测量的目的及过程，取得配合。

【实施】

1. 体温（T）的测量

（1）备齐用物，检查体温计是否完好，将体温计水银柱用手或离心机甩至 35.0℃ 以下，清点数量，见图 3-94 和图 3-95。

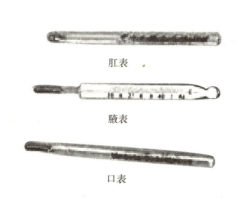

图 3-94　体温计

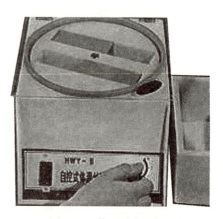

图 3-95　体温计离心机

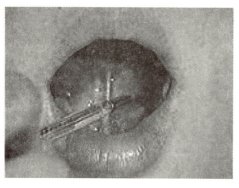

图 3-96　口温测量

（2）协助患儿采取舒适卧位。

（3）测量口温（适合学龄期儿童）：嘱患儿张口，舌顶上腭，将体温表水银端斜放于患儿舌下（图 3-96），闭口 3 分钟后取出，看表准确读数、记录，并将体温表放入污表盒内。

（4）测量肛温：协助患儿屈膝仰卧，解开裤带，露出肛门，将体温表水银端涂抹少许液状石蜡，轻轻旋

转插入肛门 3～4cm（图 3-97），3 分钟后取出，用纱布擦净，看表准确读数、

记录，并将体温表放入污表盒内。

（5）测量腋温：擦干腋窝，水银端放于腋窝深处（图3-98），屈臂过胸，嘱患儿夹紧，将体温表与皮肤紧密接触，5～10分钟后取出，看表准确读数、记录，并将体温表放入回收盒内。

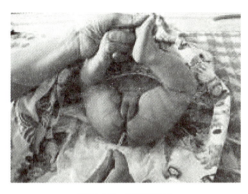

图 3-97　肛温测量

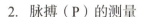

图 3-98　水银端放于腋窝深处

2. 脉搏（P）的测量

（1）协助患儿取坐位或平卧，手臂松弛，保持舒适体位。

（2）护士以示指、中指、环指三指指端轻按患儿桡动脉，压力大小以能清楚触到脉搏为宜，见图3-99。

（3）计数30秒，将测量的脉搏数×2，记录。3岁以下宜测量心率。

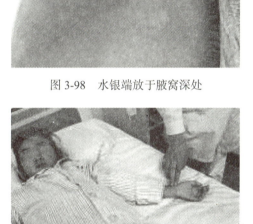

图 3-99　脉搏测量

3. 呼吸（R）的测量

（1）协助患儿取坐位或平卧，保持舒适体位。

（2）依据患儿胸廓或腹部起伏（一起一伏为1次）记录1分钟呼吸次数。

（3）危重患儿呼吸不易观察时，可用少许棉花置于鼻孔前，观察棉花吹动情况，加以计数。

4. 血压（BP）的测量

（1）患儿取坐位或仰卧位，手臂、心脏、血压计应在同一水平，即坐位时肱动脉平第4肋间，卧位时肱动脉平腋中线，卷衣袖露出一侧上臂，

笔记栏

必要时脱袖，以免袖口太紧而影响血压的测量值，伸直肘部，手掌向上，见图 3-100。

（2）放平血压计，开启开关，将袖带的气袋中部对着肘窝平整地缠于上臂，袖带下缘距肘窝 2～3cm，松紧度以插入一指为宜，见图 3-101。

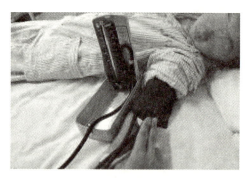
图 3-100　血压测量

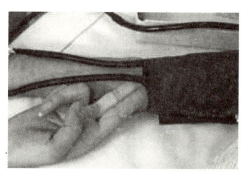
图 3-101　袖带松紧适宜

（3）戴好听诊器，先触及肱动脉的搏动，再将听诊器的胸件紧贴肱动脉搏动处，关闭压力活门，充气至肱动脉搏动音消失，再加压 2.67～4.0kPa（20～30mmHg）；缓慢均匀放气，视线与水银面保持一致。当听到第一声动脉搏动音时，水银柱此时所示刻度为收缩压；随后动脉搏动音逐渐增强，直到动脉搏动音突然减弱或消失时，水银柱此时所示刻度为舒张压。

（4）测毕，解除袖带，驱除余气，关闭压力活门，整理袖带放入盒内，将血压计盒盖向右倾斜 45°，使水银回流入水银槽内，关闭水银槽开关。

5. 协助患儿取舒适体位。整理用物，消毒体温表，擦拭血压计。

【评价】

患儿体温、脉搏、呼吸、血压测量方法准确。

【健康教育】

1. 告知患儿及家长测量生命体征前 15～30 分钟不宜做剧烈的运动。
2. 嘱患儿测口温时，勿用牙咬体温计。

【注意事项】

1. 婴幼儿、精神异常、昏迷、口鼻腔手术或疾病、呼吸困难者，禁用口腔测温；直肠或肛门疾病及手术、腹泻患儿不宜测肛温，腋下有创伤、手术或炎症，腋下出汗较多，肩关节受伤或消瘦夹不紧体温计者不宜测腋温。

2. 测口温时，如不慎咬碎体温计而吞下汞时，应立即清除口腔内玻璃碎屑，随后口服蛋清或牛奶，使蛋白与汞结合，延缓汞的吸收。病情允许者可进食纤维丰富的食物，如韭菜，促进汞的排泄。

3. 甩体温计用腕部力量，不能触及他物，以防撞碎；切忌把体温计放在热水中清洗，以防爆裂。

4. 不可用拇指诊脉，因拇指小动脉搏动易与患儿脉搏相混淆；指压应大小适中。

5. 异常脉搏、危重患儿需测 1 分钟。脉搏短绌者须两人同时测量：一人听心率，另一人测脉率，由听心率者发出"开始"、"停止"的口令，计数1 分钟。

6. 手臂位置与心脏在同一水平，坐位平第 4 肋；卧位平腋中线。袖带松紧以能插入一指为宜，宽窄适度。过紧、过宽导致血压偏低；过松、过窄导致血压偏高。

7. 放气时速度保持匀速，水银柱以每秒下降 4mmHg 为宜。

8. 婴幼儿、躁动患儿测体温时，护士需手扶体温表固定以免破裂。

9. 精神异常、昏迷、口腔疾患、不合作、危重患儿、末梢循环不良、新生儿及其他原因致低体温患儿采用肛温测量。

第三节　喂养技术

喂养技术本节是指婴儿期母乳喂养、人工喂养、混合喂养等各种喂养方式的统称。本节主要介绍配乳法、母乳喂养、人工喂养及鼻（口）饲。

一、配乳技术

配乳法是指将奶粉和温开水按一定比例放入奶瓶内调配混匀的方法。

【目的】

为因各种原因不能进行母乳喂养的婴儿提供营养适宜的乳制品。

笔 记 栏

【评估】

1. 评估患儿年龄和病情。
2. 评估患儿意识状态及吸吮能力。
3. 评估环境是否光线充足，空气新鲜，室内清洁。

【计划】

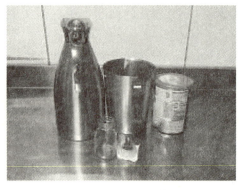

图 3-102　用物准备

1. 护士准备　着装整洁，洗手，戴口罩。
2. 用物准备　见图 3-102。
（1）大小合适的奶嘴。
（2）清洁的奶瓶、量杯。
（3）奶粉：质量、包装合格，在保质期内。
（4）其他物品：温水（45～50℃），水温计。

3. 环境准备　光线充足，空气新鲜，室内清洁。
4. 核对医嘱。

【实施】

1. 用水温计测水温（45～50℃）。
2. 用量杯量出所需水量倒入奶瓶中（图 3-103）。
3. 用奶粉勺准确量出所需奶粉量，倒入奶瓶中（图 3-104）。

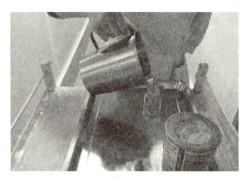

图 3-103　量杯量水

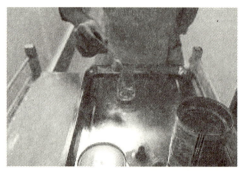

图 3-104　量出所需奶粉

4. 套好奶嘴并将奶瓶盖紧后，摇动奶瓶，直至奶粉充分溶解。

5. 整理用物，擦拭配奶台面。

6. 洗手。记录配制时间。

【评价】

配制奶量准确；配制水温适宜。

【健康教育】

告知家长奶粉配制比例、配奶注意事项。

【注意事项】

现用现配，避免污染。水温保持在 45～50℃，奶瓶及其配奶用具需经高温消毒柜消毒备用，必要时高压灭菌。

二、母乳喂养技术

母乳喂养是指以母乳为主要食物来源，不添加其他乳品或代乳品。

【目的】

1. 营养价值高，易于消化、吸收。

2. 增强婴儿的免疫力。

3. 增进母婴感情，促进婴儿智力发育。

【评估】

1. 评估患儿病情、年龄。

2. 评估患儿吸吮、吞咽、消化、吸收、排泄情况等。

3. 评估环境是否安静、舒适、清洁。

【计划】

1. 母亲准备　衣帽整洁，洗手，清洁乳头，按摩乳房，取舒适体位。哺喂前先给婴儿更换尿布，母亲洗手。

笔记栏

2. 患儿准备　哺喂前先给婴儿更换尿布。

3. 环境准备　安静，温湿度适宜，避免对流风，屏风遮挡。

【实施】

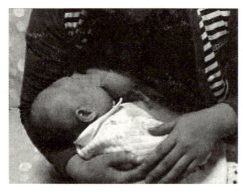

图 3-105　喂乳姿势

1. 喂哺时产妇采取舒适体位，一般宜取坐位，哺乳一侧的脚稍抬高，患儿于斜坐位，使其头、肩枕于母亲哺乳侧肘弯部，母亲的手托住患儿的臀部，使患儿与母亲胸贴胸、腹贴腹、下颌贴乳房、鼻尖对乳头，枕部与脊柱成一条直线，见图 3-105。

2. 乳头触碰患儿的上嘴唇，诱发患儿觅食反射，待患儿张大嘴，嘴唇突起，下唇外翻呈"鱼唇"样，含住乳头及大部分乳晕。

3. 母亲的另一手拇指和四指分别放在乳房上下方，哺喂时将整个乳房托起。

4. 记录患儿吸吮情况。喂奶完毕，将患儿抱直，轻拍背部驱气，擦去嘴角的奶渍。

【评价】

患儿吸吮有力。母亲喂养姿势、挤奶姿势正确。

【健康教育】

1. 指导家长正确的挤奶手法，先用拇指及示指轻柔地拉或揉乳头，以手掌大鱼际轻轻地按摩乳房，自乳房根部以螺旋式按摩至乳晕，将拇指及示指放置在距乳头根部 2cm 处，拇指与示指相对，其余四指在对侧对应处：压、挤、松。两侧乳房交替挤压。

2. 告知家长哺乳后应将患儿抱直，轻拍其背部使空气排出，然后保持侧卧位，以防溢乳。

3. 指导家长如乳汁充足患儿吸不完时，应将剩余的乳汁挤出，以免乳汁淤积影响乳汁分泌或引起乳腺炎。每次哺乳应尽量将一侧乳房排空后，再喂另一侧，下次哺乳时则先吃未排空的一侧。

【注意事项】

1. 当乳汁流出过急，婴儿有呛、溢乳时，可采取示指、中指轻夹乳晕两旁的"剪刀式"哺喂姿势（图3-106）。

2. 乳母患急、慢性传染病，活动性肺结核等消耗性疾病，或重症心肾疾病等均不宜或暂停母乳喂养；患乳腺炎者暂停患侧哺乳。

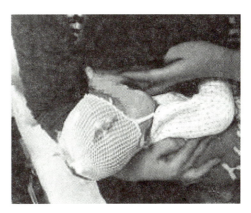

图 3-106 "剪刀式"哺喂姿势

三、人工喂养技术

人工喂养是指6个月以内的婴儿以配方奶或其他代乳品完全替代母乳喂养的方法。牛乳、羊乳等均为代乳品。

【目的】

保证患儿有足够的营养供给。

【评估】

1. 评估患儿年龄、病情、意识情况。
2. 评估患儿吸吮、吞咽、消化、吸收、排泄情况等。
3. 评估环境是否安静、舒适、清洁。

【计划】

1. 护士准备 着装整洁，洗手，戴口罩。
2. 用物准备
（1）检查奶温和奶嘴孔径是否合适，奶液种类、质和量。
（2）核对医嘱单，记录单。
（3）其他物品：小毛巾、尿布。

3. 环境准备　安全、安静、清洁。必要时屏风遮挡，请无关人员回避等。

4. 核对医嘱，携用物至患儿床旁。

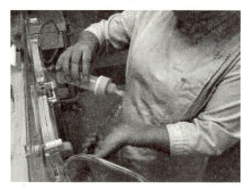

图 3-107　测试温度

5. 识别患儿身份，向患儿及家长解释人工喂养的目的及过程，取得配合。

【实施】

1. 右手将奶瓶倒转，使奶嘴充满奶液，奶液间断滴出。以手臂内侧滴奶液 1~2 滴用于测试温度，见图 3-107。

2. 洗手。

3. 轻轻抱起患儿置于舒适卧位，可将小毛巾垫于患儿颌下，见图 3-108。

4. 喂奶期间随时观察患儿的面色、呼吸、吞咽、有无呛咳等。

5. 喂奶完毕，抱起患儿，轻拍背部使其打嗝，排出空气，擦去嘴角的奶渍，见图 3-109。

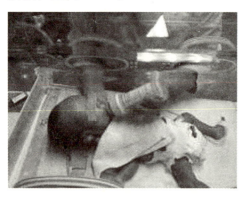

图 3-108　取舒适卧位

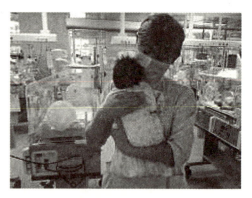

图 3-109　拍背

6. 患儿右侧卧位，抬高床头 30°，防止吐奶。

7. 整理用物，洗手。

8. 记录奶量及进食情况。

【评价】

患儿吸吮有力，无溢奶、吐奶、呛奶。

【健康教育】

告知家长如何测试奶液的温度。示范家长喂奶的正确姿势和拍背的正确手法。

【注意事项】

选择合适的奶嘴，以奶液间断滴出为宜。奶液温度适宜，以手臂内侧测试不烫为宜。

四、鼻（口）饲技术

鼻（口）饲技术是将胃管经鼻腔或口腔插入胃内，从胃管内灌注流质食物、水分和药物的方法。

【目的】

为不能由口进食者灌入流质液体，维持患儿营养和治疗的需要。

【评估】

1. 评估患儿病情、年龄。
2. 评估患儿意识及合作程度。

【计划】

1. 护士准备　衣帽整洁，洗手，戴口罩。
2. 用物准备
（1）检查鼻饲饮食种类、质和量，温度是否合适。
（2）核对医嘱单、记录单。
（3）其他物品：治疗盘、一次性胃管、生理盐水、注射器（根据鼻饲量选择注射器）、棉签、纱布、一次性手套、听诊器、温开水。
3. 环境准备　安全、安静、清洁。必要时屏风遮挡，请无关人员回避等。
4. 核对医嘱，携用物至患儿床旁。
5. 识别患儿身份，向患儿及家长解释鼻饲的目的及过程，取得配合。

【实施】

1. 将患儿床头抬高 30°，用棉签清洁患儿的口腔或鼻腔，铺治疗巾于患儿颌下。

2. 鼻胃管的长度为从鼻尖至耳垂再到剑突的长度，或发际到剑突的长度，持生理盐水纱布润滑胃管前端。

3. 从鼻腔或口腔插胃管进入胃部，检查胃管是否在胃内，查看胃内有无潴留，如有潴留应记录。

4. 固定胃管到鼻翼部、面颊部，并在胃管末端 5cm 处做标志。

5. 用注射器抽取适宜温度的鼻饲饮食进行鼻饲；鼻饲完毕，再注入少量的温开水冲洗胃管，见图 3-110。

6. 夹闭胃管，见图 3-111。

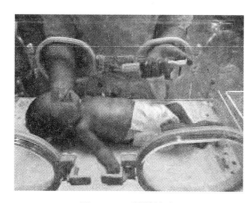

图 3-110　胃管注入　　　　　　　图 3-111　夹闭胃管

7. 整理用物，记录鼻饲量、胃管留置长度。

8. 观察患儿鼻饲后是否有腹胀、呕吐等情况。

【评价】

胃管固定好、通畅，标志清楚。鼻饲后无呕吐。

【健康教育】

1. 指导护士鼻饲前判断胃管是否在胃内的方法。

2. 告知家长鼻饲后注意观察患儿有无呕吐等情况，如有异常，及时报告医护人员。

【注意事项】

1. 新生儿胃容量较小，鼻饲量必须严格遵医嘱。

2. 鼻饲饮食及水的温度要适宜，不得过冷或过热。如须经胃管给药时，则药物必须研细用温开水调匀后方可注入。喂完鼻饲饮食及药物后，注入少量温开水冲洗，以免胃管堵塞。

3. 鼻饲速度宜缓，鼻饲后取侧卧位，以防呕吐，引起呛咳、憋气、窒息等。鼻饲期间，注意保持口腔清洁。鼻饲中如发现呕吐，应立即停止注入，并及时检查原因或更改鼻饲饮食。

第四节　给药技术

医生根据患儿年龄、疾病种类、病情轻重来选择给药途径、给药剂型、给药时间和给药次数。本节主要介绍口服给药、注射给药、静脉输液等几种基本的给药技术。其他途径的给药技术见专科疾病护理技术。

一、口服给药技术

口服给药技术是指药物经口服后被胃肠道吸收入血，通过血液循环到达局部或全身组织，达到治疗疾病目的的方法。

【目的】

1. 预防、治疗疾病。
2. 协助诊断。

【评估】

1. 评估患儿病情、自理能力及年龄。
2. 评估患儿的吞咽能力，有无口腔、胃肠道等疾病。
3. 评估环境是否安全、安静、清洁。

【计划】

1. 护士准备　着装整洁，洗手，戴口罩。

2. 用物准备　服药本、发药车、药杯、水壶、药卡、弯盘、干毛巾/擦手纸、手消毒液、研钵、搅拌棒。

3. 环境准备　安全、安静、清洁。

4. 核对医嘱，携用物至患儿床旁。

5. 识别患儿身份，向患儿及家长解释口服给药的目的及过程，取得患儿及家长的配合。

【实施】

1. 不同药物剂型采取不同的取药方法　水剂取药时应注意药杯刻度与视线平行；片剂应用药勺取出或研磨成粉剂（先摆固体药，后摆水剂及油剂），见图 3-112～图 3-114。

2. 发药　喂药时根据年龄、病情提供合适的给药方法，年长儿倒温开水或使用饮水管，帮助服药；婴幼儿将头部抬高，头侧位。用小毛巾围于患儿颈部。左手固定患儿前额并轻捏其双颊，右手拿药杯或汤匙将药液从患儿口角倒入口内，并停留片刻，直至其咽下药物，见图 3-115。

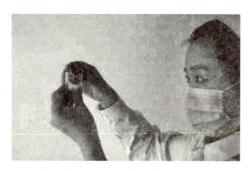

图 3-112　水剂取药方法

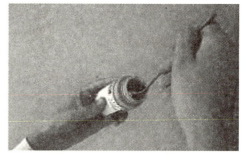

图 3-113　片剂取药方法

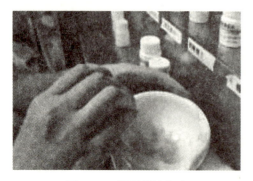

图 3-114　研磨药片方法

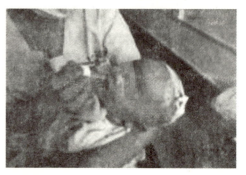

图 3-115　婴幼儿喂药

3. 再次核对，并观察服药反应。

4. 协助患儿取舒适卧位，整理床单位。

5. 整理用物，清洁发药盘、发药车，并整理药柜。

6. 洗手，记录服药时间并签名。

【评价】

患儿吞咽动作好，未出现呛咳。

【健康教育】

1. 对牙齿有腐蚀作用或使牙齿染色的药液，应该用吸管。

2. 服用铁剂时不能饮茶，以免形成铁盐，妨碍铁的吸收。服用止咳糖浆后，暂不饮水，如服用多种药物，应最后服用糖浆。

3. 胃动力药及保护胃黏膜的药需要在饭前服用。

【注意事项】

1. 不会吞药的患儿，要用研钵研碎片剂药物，并用温水混合。患儿哭闹时不可喂药，以免呛入气管或引起呕吐。

2. 了解药物性能，注意服药方法和时间，以及有无特殊储存要求。

3. 看患儿将药物服下后方可离开，患儿因故不能服药时，应将药物收回并交班。

二、皮内注射给药技术

皮内注射技术是将小量药液或生物制品注射于表皮与真皮之间的技术。

【目的】

1. 药物过敏试验。

2. 预防接种。

3. 局部麻醉的初步步骤。

【评估】

1. 评估患儿用药史和过敏史。

2. 评估患儿的年龄及配合程度。

3. 评估患儿注射部位皮肤有无硬结、瘢痕等。

【计划】

1. 护士准备　着装整洁，洗手，戴口罩。

2. 用物准备　注射盘、治疗单、药液、治疗盘、0.1% 盐酸肾上腺素、1ml 注射器、手消毒液。

3. 环境准备　安全、安静、清洁。必要时屏风遮挡，请无关人员回避等。

4. 核对医嘱，携用物至患儿床旁。

5. 识别患儿身份，向患儿及家长解释皮内注射的目的及过程，取得配合。

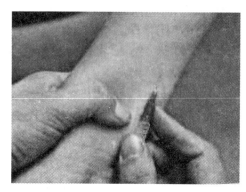

图 3-116　持针手法

【实施】

1. 选择注射部位（皮内试验常选用前臂掌侧下段；预防接种常选用上臂三角肌下缘），以 75% 乙醇溶液消毒皮肤，再次核对。

2. 排尽注射器内空气，左手绷紧局部皮肤，右手持注射器针头斜面向上，见图 3-116。

3. 与皮肤成 5° 角刺入皮肤，待针头斜面完全进入皮内，放平注射器。左手固定针栓，见图 3-117。

4. 注入 0.1ml 药液局部形成皮丘，见图 3-118。

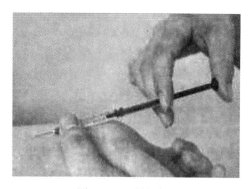

图 3-117　进针手法

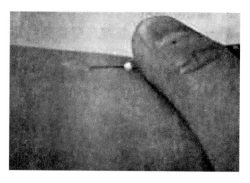

图 3-118　形成皮丘

5. 迅速拔针，不可按压局部，看表计时。

6. 再次核对，皮试 15～20 分钟后观察结果。

7. 协助患儿取舒适体位，整理床单位。整理用物，洗手，记录药物过敏试验结果。

【评价】

注射后患儿无不良反应；注射部位红肿及渗血。

【健康教育】

做药物过敏试验后，嘱患儿不可用手拭去药液，不可按压皮丘；20 分钟内不可离开病房或注射室，不可做剧烈活动；如有不适及时告知医护人员。

【注意事项】

1. 注射前应详细询问患儿的用药史、过敏史、家族遗传史，如有过敏史，则不可对有过敏史的药物进行皮试。

2. 不可使用碘酊、碘伏消毒皮肤，以免影响对局部反应的观察。

3. 进针角度不宜过大，避免将药液注入皮下，影响结果的判断和观察。

三、皮下注射给药技术

皮下注射给药技术是将少量药液或生物制品注入皮下组织的方法。常用注射部位为上臂及股外侧。

【目的】

1. 注入小剂量药物、不能或不宜经口服给药时采用，需在一定时间内发生药效。

2. 预防接种。

3. 局部麻醉用药。

【评估】

1. 评估患儿用药史和过敏史。

笔 记 栏

2. 评估患儿的年龄及配合程度。

3. 评估患儿注射部位皮肤有无硬结、瘢痕等。

【计划】

1. 护士准备　着装整洁，洗手，戴口罩。

2. 用物准备　治疗盘内盛碘酒、棉签、注射器、一次性无菌巾、注射药物、弯盘、治疗单、砂轮。

3. 环境准备　安全、安静、清洁。必要时屏风遮挡，请无关人员回避等。

4. 核对医嘱，携用物至患儿床旁。

5. 识别患儿身份，向患儿及家长解释皮下注射的目的及过程，取得配合。

【实施】

1. 协助患儿取舒适体位，选择注射部位：上臂三角肌下缘、腹部、后背、大腿前侧及外侧。

2. 以穿刺点为中心螺旋形由内至外消毒皮肤，直径＞5cm，排净注射器内空气，再次核对。

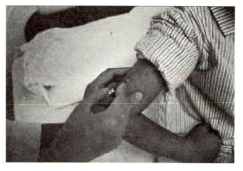

图 3-119　上臂三角肌下缘皮下注射

3. 左手绷紧皮肤，右手持注射器，以示指固定针栓，使针头与皮肤成 30°～40° 角（过瘦者可捏起注射部位皮肤，同时角度可减少）迅速刺入针头的 2/3 或 1/2，右手固定针栓，左手回抽无回血，缓慢推药并观察反应，见图 3-119。

4. 局部按压、迅速拔针。

5. 再次核对，协助患儿取舒适体位，整理床单位。

6. 整理用物，洗手。

7. 在注射单上打勾、签字。

【评价】

用药后无全身反应；注射部位皮肤无红肿、硬结。

【健康教育】

1. 告知患儿注射过程如有不适，应及时告知医护人员。
2. 指导长期注射患儿，有计划地更换注射部位，以促进药物的吸收。

【注意事项】

1. 长期注射者应每次更换注射部位。注射少于 1ml 药液时必须使用 1ml 注射器，保证药液剂量准确。
2. 切勿把针梗全部刺入，以防针梗从根部衔接处折断；尽量避免应用刺激性较强的药物做皮下注射。

四、肌内注射给药技术

肌内注射给药技术是将药液注入到肌肉组织内以达到治疗目的的一种方法。

【目的】

1. 需迅速发挥药效，不能或不宜口服给药的药物。
2. 要求药物在较短时间内起效，且该药物不适于或不必要采取静脉注射。
3. 注射刺激性较强或药量较大的药物。

【评估】

1. 评估患儿用药史和过敏史。
2. 评估患儿的年龄及配合程度。
3. 评估患儿注射部位皮肤有无硬结、瘢痕等。

【计划】

1. 护士准备　着装整洁，洗手，戴口罩。
2. 用物准备　治疗盘内盛皮肤消毒液、棉签、注射器、治疗单、砂轮。
3. 环境准备　安全、安静、清洁。必要时屏风遮挡，请无关人员回避等。

4. 核对医嘱，携用物至患儿床旁。

5. 识别患儿身份，向患儿及家长解释肌内注射的目的及过程，取得配合。

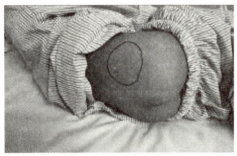

图 3-120　臀大肌肌内注射部位

【实施】

1. 协助患儿取适当体位，确定注射部位（臀大肌：十字法、连线法定位），见图 3-120。

2. 以穿刺点为中心螺旋形由内向外消毒皮肤，直径＞5cm，排净注射器内空气，再次核对。

3. 左手拇指和示指绷紧局部皮肤，右手持注射器以 90°角进针，深度为针梗的 2/3 或 1/2，右手固定针栓，左手回抽无回血，缓慢推药并观察反应，见图 3-121。

4. 局部按压、迅速拔针，见图 3-122。

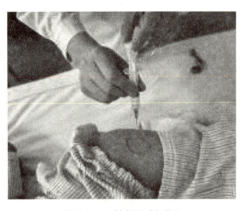

图 3-121　持针注射手法

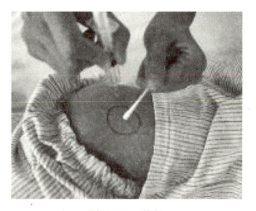

图 3-122　拔针

5. 再次核对，协助患儿取舒适体位，整理床单位。

6. 整理用物。

【评价】

用药后无全身反应；注射部位皮肤无红肿及硬结。

【健康教育】

1. 告知患儿注射过程中勿移动身体，防止针头打折。

2. 指导需要长期肌内注射的患儿，注射部位要经常更换，若出现硬结，则可采取热水袋或热湿敷、物理治疗等处理。

【注意事项】

1. 2 岁以下婴幼儿不宜选用臀大肌注射，应选用臀中肌、臀小肌注射。定位准确，尤其是臀大肌注射应避免损伤坐骨神经。

2. 切勿将针头全部刺入，以防针头从衔接处折断；回抽无回血时，方可注入药物。

3. 需要两种药液同时注射，应注意配伍禁忌。

4. 注射少于 1ml 剂量时，尽量选用小的注射器，以保证剂量准确。

五、静脉注射给药技术

静脉注射给药技术是将药液等直接注射到静脉中，分为短暂性注射与连续性注射两种，短暂性的静脉注射多以注射器直接将药液注入静脉；连续性的静脉注射通常称为静脉输液（在"六、静脉输液技术"中讲述）。

【目的】

1. 注射不宜口服、皮下注射、肌内注射且需要迅速发挥药效的药物。

2. 注入药物做某些诊断性检查。

【评估】

1. 评估患儿用药史和过敏史。

2. 评估患儿的年龄及配合程度。

3. 评估患儿注射部位皮肤有无硬结、瘢痕等。

【计划】

1. 护士准备　着装整洁，洗手，戴口罩。

2. 用物准备　治疗盘内置下列各物：消毒棉签、弯盘、药物、生理盐水、注射器、一次性治疗巾、砂轮、止血带、药液、治疗单、洗手液。

3. 环境准备　安全、安静、清洁。必要时屏风遮挡，请无关人员回避等。

4. 核对医嘱，携用物至患儿床旁。

5. 识别患儿身份，向患儿及家长解释静脉注射的目的及过程，取得配合。

【实施】

1. 协助患儿取舒适体位，选择合适静脉（粗、直、弹性好、易于固定，避开关节和静脉瓣）。

2. 在穿刺部位的肢体下垫治疗巾或纸巾。

3. 以穿刺点为中心螺旋形由内向外消毒皮肤，直径＞5cm，排净注射器内空气，再次核对。

4. 在穿刺部位的上方（近心端）约6cm处扎紧止血带。

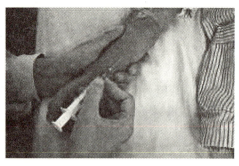

图 3-123　持针手法

5. 嘱患儿握拳，使静脉充盈。

6. 持针注射，以左手绷紧皮肤，右手持注射器，针头斜面向上，以15°～30°角进针，见图3-123；见回血后再平行进针少许，松开止血带，嘱患儿松拳，固定针头，缓慢注入药液，见图3-124。

7. 注射毕，以消毒棉签按压穿刺点，迅速拔出针头，嘱患儿屈肘按压片刻，见图3-125。

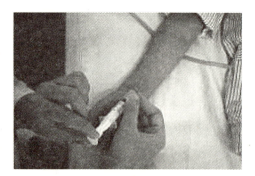

图 3-124　推注药物

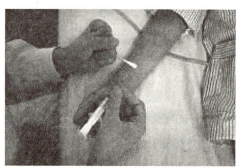

图 3-125　拔针按压

8. 再次核对，协助患儿取舒适体位，整理床单位。

【评价】

用药后无不良反应；注射部位的皮肤无红肿、硬结。

【健康教育】

告知患儿拔针后注意按压穿刺部位，防止出血。

【注意事项】

1. 注射时应选择粗、直、弹性好、不易滑动的静脉。如需长期静脉给药者，应由远心端到近心端进行注射。

2. 根据病情及药物性质，掌握注入药液的速度，并随时听取患儿的主诉，观察体征及其病情变化。

3. 对组织有强烈刺激的药物，注射前应先做穿刺，注入少量等渗盐水，针头确定在血管内，再推注药物，以防药液外溢到组织内而发生坏死。

六、静脉输液技术

静脉输液技术是利用大气压和液体静压形成的输液系统内压高于人体静脉压的原理，将一定量的无菌溶液或药液直接滴入静脉的治疗方法。

【目的】

1. 补充水和电解质，维持酸碱平衡。
2. 补充营养，供给能量，促进组织修复，获得正氮平衡。
3. 输入液体，控制感染，治疗疾病。
4. 增加血容量，维持血压，改善微循环。

【评估】

1. 评估患儿用药史和过敏史。
2. 评估患儿年龄及配合程度。
3. 评估患儿穿刺部位皮肤有无红肿、硬结及瘢痕。

笔 记 栏

【计划】

1. 护士准备　着装整洁，洗手，戴口罩。

2. 用物准备　治疗盘用物1套、消毒棉签、弯盘、注射器、胶布、一次性治疗巾、砂轮、止血带、小夹板、绷带、输液器、头皮针、液体、药液、治疗单、输液单、手消毒液。

3. 环境准备　安全、安静、清洁。必要时屏风遮挡，请无关人员回避等。

4. 核对医嘱，携用物至患儿床旁。

5. 识别患儿身份，向患儿及家长解释静脉输液的目的及过程，取得配合。

【实施】

1. 按医嘱准备药液。

2. 协助患儿取舒适体位，选择穿刺部位，垫一次性治疗巾，放止血带。

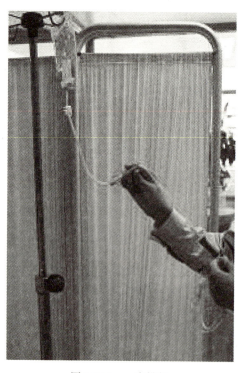

图3-126　一次排气

3. 输液器插入输液袋至根部，排气（图3-126），关闭调节器。

4. 再次核对，备胶布，将液体挂在输液架上。

5. 螺旋形由内向外消毒皮肤，直径>5cm，待干。在穿刺点上方6cm处扎止血带。

6. 再次核对，进行二次排气，嘱患儿握拳。取下护针帽，绷紧皮肤，针头与皮肤成15°～30°角进针，见回血后再平行送入少许，见图3-127。

7. 固定针柄，三松（松止血带、松拳，打开调节器），待液体进入通畅、患儿无不适，用胶布固定（一横、二交叉、三环绕），必要时用夹板固定，见图3-128。

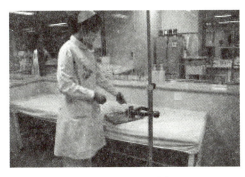

图 3-127　二次排气

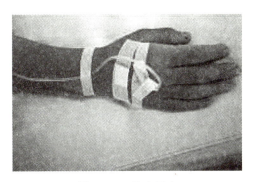

图 3-128　胶布固定

8. 协助患儿取舒适卧位，取出垫巾和止血带。

9. 在输液卡上记录输液时间并签全名。

10. 密切观察有无输液反应，观察输液部位有无异常，保障输液通畅。

11. 输液完毕，轻轻撕开胶布，关闭调节器，按住输液贴，迅速拔针，按压穿刺点至不出血。

12. 整理床单位，清理用物，洗手。

【评价】

穿刺处无肿胀、疼痛，未出现输液反应。

【健康教育】

1. 教会患儿及家长保护穿刺部位的血管和皮肤。

2. 告知患儿及家长在液体输注过程中，不能自行调节输液速度。拔针后，告知患儿及家长正确按压手法，勿揉。

【注意事项】

1. 儿童 20～40 滴/分，对体弱、心肺肾功能不良者，婴幼儿或输入刺激性较强的药物时，速度宜慢，严重脱水、血容量不足时，速度适当加快。

2. 选择粗直、弹性好、不易滑动的静脉。如需长期静脉给药者，应由远心端到近心端进行穿刺。

3. 加药时注意配伍禁忌。根据病情及药物性质安排输液顺序，掌握输入药液的速度。

4. 24 小时维持输液的患儿，应每天更换输液器。

笔 记 栏

第五节　血管通路建立与维护技术

良好的血管通路是患儿治疗、抢救的基础，是治疗顺利进行的前提。血管通路建立与维护技术是指在临床静脉输液中使用头皮针、外周静脉短导管、外周静脉长导管、中心静脉导管及静脉输液港（port）的静脉输液通路穿刺、使用及维护的相关护理技术。

一、头皮静脉穿刺技术

头皮静脉穿刺技术是指使用一次性头皮针，开放头皮浅静脉，建立有效的血管通路。

【目的】

1. 补充液体、营养，维持体内电解质平衡。
2. 使药物快速进入体内。

【评估】

1. 评估患儿穿刺部位皮肤、血管状况。
2. 评估患儿病情及合作程度。

【计划】

1. 护士准备　衣帽整齐，洗手，戴口罩。
2. 用物准备　皮肤消毒液、输液卡、药液、胶布、棉签、5ml 注射器、0.9% 氯化钠注射液 10ml/支、头皮针（$5\frac{1}{2}$～6 号）、剃须刀 1 把、治疗盘 1 个。
3. 环境准备　清洁、舒适，光线明亮。必要时屏风遮挡，请无关人员回避等。
4. 核对医嘱，携用物至患儿床旁。
5. 识别患儿身份，向患儿及家长解释头皮静脉穿刺的目的及过程，取得患儿配合。

【实施】

1. 协助患儿排尿或为患儿更换尿裤，取舒适体位。

2. 助手固定患儿肢体及头部，操作者立于患儿头侧选择静脉，选好血管后，根据情况剃去穿刺部位头发，擦净备皮区皮肤，以清晰暴露血管，见图 3-129。

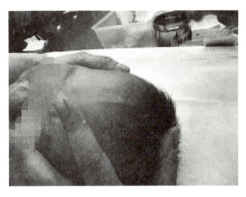

图 3-129　固定患儿

3. 消毒穿刺部位皮肤，见图 3-130。

4. 注射器抽取 0.9% 氯化钠注射液，接头皮针，排尽空气。用左手拇指、示指分别固定静脉两端，右手持针沿静脉向心方向平行刺入，见图 3-131 和图 3-132。

5. 见回血后缓慢推入少量 0.9% 氯化钠注射液，确定穿刺成功后用胶布固定针头，见图 3-133。

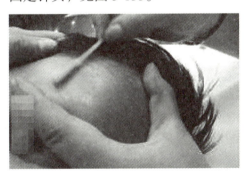

图 3-130　消毒皮肤

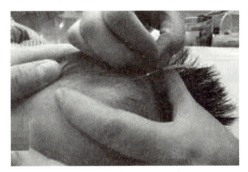

图 3-131　穿刺

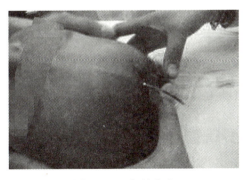

图 3-132　穿刺成功

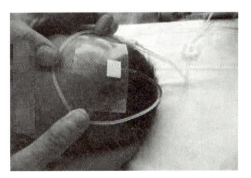

图 3-133　胶布固定针头

笔 记 栏

6. 再次核对患儿及所输液体，连接输液，按医嘱调节好滴速。

7. 整理患儿床单位及处理用物，观察输液后有无不良反应。

8. 洗手，记录穿刺时间和执行情况。

【评价】

穿刺处无红肿，静脉输液通畅；头皮针固定良好。

【健康教育】

1. 指导家长进行正确的搂抱。头皮静脉穿刺的患儿，家长应采用斜卧式搂抱法，即喂奶式。家长将患儿穿刺部位对侧的手臂放于自己的腋下，一只手臂托住患儿的头肩部（也就是使患儿头部侧躺在家长的手臂上）同时固定患儿的另一只手臂，家长的另一只手托住患儿的臀部，使患儿斜卧于家长怀中。

2. 告知家长如输液过程中发生液体外渗或患儿有其他异常反应，立即通知护理人员。

【注意事项】

1. 一旦发生外渗，应立即停止给药，采用 50% 硫酸镁溶液湿敷。

2. 有些药物不宜经头皮静脉实施输液治疗，包括：化疗药物、持续腐蚀性药物治疗、肠外营养、pH<5 或 pH>9 的液体或药物，以及渗透压大于600mmol/L 的液体。

3. 禁止在感染、瘢痕、骨隆突、水肿、血管弯曲、皮肤色素沉着及已被破坏的血管处进行穿刺。

4. 选择血管时宜选择直而易于固定部位的血管，2 岁以内小儿首选额静脉，次选颞静脉、耳后静脉、枕静脉。

5. 部分患儿在穿刺成功后并无回血，穿刺时如果有落空感，可缓慢推入少量 0.9% 氯化钠溶液以判断是否穿刺成功。

二、外周静脉短导管留置技术

外周静脉短导管留置技术是使用一次性外周静脉留置针，开放外周浅静脉，建立有效的血管通路。

【目的】

1. 静脉输液、输血或静脉营养治疗。
2. 静脉注射药物做诊断性检查，如肝胆管、肾等 X 线造影检查。
3. 减轻反复穿刺给患儿带来的痛苦，利于保护血管。

【评估】

1. 评估患儿穿刺部位皮肤、血管状况。
2. 评估患儿病情及合作程度。

【计划】

1. 护士准备　着装整洁，洗手，戴口罩。
2. 用物准备　治疗盘或弯盘、型号合适的外周静脉短导管（原则上在满足输液治疗需要的情况下尽量选择型号小的短导管）、无菌透明敷料、皮肤消毒液、止血带、一次性垫巾、2～5ml 注射器、0.9% 氯化钠注射液、肝素帽或无针接头、手消毒液。
3. 环境准备　清洁、舒适，光线明亮。必要时屏风遮挡，请无关人员回避等。
4. 核对医嘱，携用物至患儿床旁。
5. 识别患儿身份，向患儿及家长解释外周静脉短导管留置的目的及过程，取得其配合。

【实施】

1. 协助患儿取舒适的穿刺体位。
2. 将一次性垫巾置于患儿穿刺部位下，选择血管，以穿刺点为中心，由内向外螺旋式不间断消毒穿刺部位，不小于 8cm×8cm，面积要大于所贴贴膜面积，见图 3-134。
3. 待干过程中打开并检查外周静脉短导管、肝素帽或无针接头、无菌透明敷料的外包装，准备穿刺。
4. 扎止血带，第二次常规消毒。取出留置针，旋转松动外周静脉短导

笔记栏

管外套管，正确持针，以 15°～30°角行静脉穿刺，进针速度宜慢，见回血后降低角度（5°～15°角）再沿血管进针 0.2cm，确保套管尖端进入血管，见图 3-135。

5. 将外套管全部送入血管，松止血带，见图 3-136。

6. 取出透明敷料，穿刺点对准敷料的中间位置，敷料开口边缘对准导管根部，自然下垂，无张力粘贴，见图 3-137。

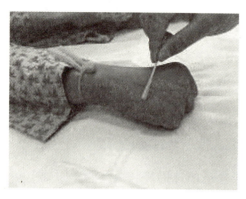

图 3-134　消毒穿刺部位

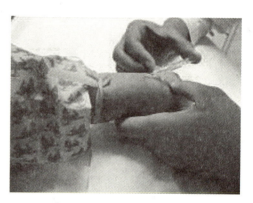

图 3-135　穿刺

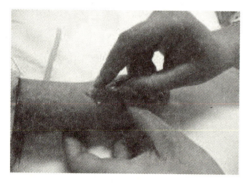

图 3-136　送外套管入血管

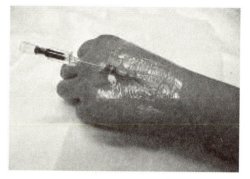

图 3-137　敷料固定留置针

7. 以左手中指按压套管尖端血管，示指固定针座（图 3-138），右手抽出针芯，置于针头收集盒内；连接肝素帽或无针接头。

8. 在标签纸上注明穿刺日期和时间，贴在无菌透明敷料上，见图 3-139。

9. 消毒肝素帽或无针接头，连接输液器，调节滴速。

10. 整理及处理用物。

11. 洗手，记录穿刺时间和执行情况。

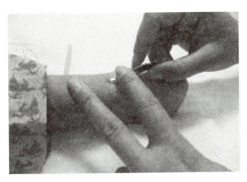

图 3-138　"V"形手法

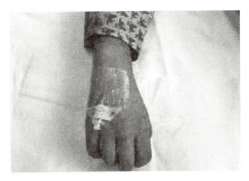

图 3-139　粘贴标签纸

【评价】

留置针固定良好。静脉输液通畅，患儿无不适主诉。

【健康教育】

1. 告知患儿及家长保持穿刺部位的清洁、干燥，避免揉搓。若感觉注射部位肿胀、疼痛时，应立即通知护理人员。

2. 告知患儿穿刺侧肢体不输液时可正常活动，但应避免用力过度或者剧烈活动。

【注意事项】

1. 在满足治疗的前提下，应尽量选用细、短的外周静脉短导管。

2. 穿刺前，检查软管尖端是否有分叉破损，针头有无倒钩，套管有无断裂、开叉及起毛边等。

3. 应选用相对粗直、有弹性、血流丰富、无静脉瓣、避开关节且易于固定的静脉，一般患儿可选择四肢表浅静脉，如手背静脉、足背静脉网、大隐静脉、前臂贵要静脉、颈外浅静脉等；患皮肤病及感染处禁忌穿刺置管。

4. 对外周血管条件不好的患儿还可采用胸腹壁及腋下静脉留置。如果发生导管堵塞，应拔管重新穿刺，切忌用力推注。

三、外周静脉短导管维护技术

外周静脉短导管维护技术包括冲管和封管。

【目的】

1. 冲管的目的　将导管内残留的药液冲入血液，避免刺激局部血管，并减少药物之间的配伍禁忌。应用于两种药物之间或封管前。

2. 封管的目的　输液结束后给予正压封管，保持静脉通路畅通。

【评估】

1. 评估无菌透明辅料是否清洁干燥，有无松动、潮湿。

2. 评估穿刺处有无红肿、导管内是否有明显凝血等。

【计划】

1. 护士准备　着装整洁，洗手，戴口罩。

2. 用物准备　治疗盘或弯盘，封管液（0.9%氯化钠注射液或稀释的肝素液）、2～5ml注射器、皮肤消毒液。

3. 环境准备　清洁、舒适，光线明亮。

4. 核对医嘱，携用物至患儿床旁。

5. 识别患儿身份，向患儿及家长解释导管维护的目的及过程，取得配合。

【实施】

1. 封管液的种类

（1）0.9%氯化钠注射液：常用于外周静脉短导管封管。

（2）稀释的肝素液：可持续抗凝12小时以上。

（3）一次性静脉专用冲洗装置：未含防腐剂的0.9%氯化钠注射液。

2. 稀释肝素液配置　肝素的浓度应为保持导管通畅的最低浓度，根据美国静脉输液护理学会制订的《静脉治疗护理实践标准2011年修订版》儿科患儿应使用1～10U/ml浓度的肝素盐水。

3. 冲管的方法　用注射器推注的方法进行，采用脉冲式的冲洗方法，使盐水在导管内形成小旋涡，有利于把导管内残留药物冲洗干净（图3-140和图3-141）。

4. 封管的方法　采用正压封管，如果是肝素帽，将针头斜面留在肝素帽内少许，推注封管液剩0.5～1ml时，一边推封管液一边拔注射器（推注速度大于拔针速度），确保留置管内全是封管液，而不是药液或血液。

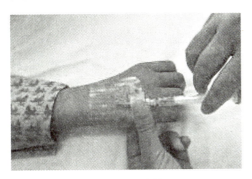

图 3-140　冲管

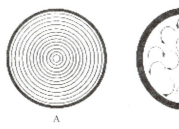

图 3-141　不同的冲洗方法

A. 不间断的冲洗方法；B. 推一下停一下的冲洗方法

【评价】

外周静脉短导管固定好、通畅。

【健康教育】

1. 告知患儿及家属保持穿刺部位的清洁、干燥，避免揉搓。若感觉注射部位肿胀、疼痛，应立即通知护理人员。

2. 告知患儿穿刺侧肢体不输液时可正常活动，但应避免用力过度或者剧烈活动。

【注意事项】

1. 使用正确的方式进行冲封管。

2. 如通管时遇阻力或者导管内有明显凝血，不可强行通管，应拔除外周静脉短导管，以避免将血栓推入体内。

3. 冲管或封管时，应使用 2ml 或 5ml 注射器，以避免冲管时压力过大，导致导管破裂。

4. 使用外周静脉短导管输注化疗药物时，必须有回血方可输注，输注结束后应立即拔除。

四、经外周中心静脉置管（PICC）技术

经外周中心静脉置管（PICC）技术是指经外周静脉插入的中心静脉导管，

笔 记 栏

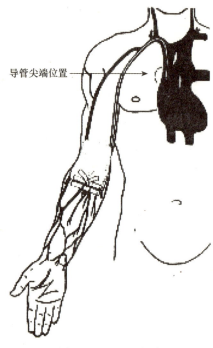

导管尖端位置 →

图 3-142　PICC 径路

其导管尖端位于上腔静脉下 1/3 处或上腔静脉和右心房连接处，用于为患儿提供中期至长期的静脉治疗，见图 3-142。

【目的】

1. 提供中、长期的静脉输液治疗。

2. 减少反复静脉穿刺带来的痛苦，保护患儿外周血管。

3. 静脉输注高渗性、有刺激的药物，如化疗、胃肠外营养（PN）等，减少药物对外周静脉的刺激。

【评估】

1. 评估患儿全身身体状况。

2. 评估患儿穿刺部位皮肤及血管情况。

【计划】

1. 护士准备　着装整洁，洗手，戴口罩。

2. 用物准备　PICC 穿刺包（选用一体的 PICC 导管更适用于患儿）、碘伏、75% 乙醇溶液、0.9% 氯化钠注射液适量、20ml 注射器、无菌手套、透明贴膜、肝素帽或无针接头、胶布、皮尺、止血带、无菌剪子、弹力绷带。

3. 环境准备　清洁、舒适，光线明亮。必要时屏风遮挡，请无关人员回避等。

4. 核对医嘱，携用物至患儿床旁。

5. 识别患儿身份，向患儿及家长解释 PICC 置管技术的目的及过程，取得配合。

【实施】

1. 协助患儿平卧，术侧上肢外展 90°，见图 3-143。

2. 测量患儿上臂中端周径，以后每次测量应在同一位置。

3. 测量导管置入长度 上腔静脉测量法：从预穿刺点沿静脉走向到右胸锁关节，然后向下至第 3 肋间。

4. 建立无菌区

（1）打开无菌物品、PICC 穿刺包，操作者穿隔离衣，戴无菌手套。

（2）准备肝素帽或无针接头、抽吸 0.9% 氯化钠注射液。

（3）助手戴无菌手套将第一块无菌治疗巾置于患儿术侧手臂下。

5. 穿刺部位皮肤消毒

（1）使用碘伏消毒 3 次，范围以穿刺点为中心直径大于 20cm，待干，见图 3-144。

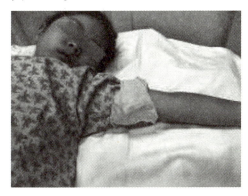 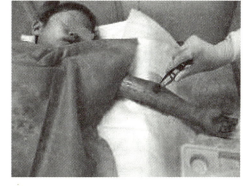

图 3-143 上肢外展 90° 　　　图 3-144 消毒穿刺点

（2）助手更换手套，洗手，穿隔离衣、戴无菌手套。

（3）铺孔巾及治疗巾，建立最大化无菌屏障。

6. 预冲导管

（1）将注射器抽吸满 0.9% 氯化钠注射液。

（2）预冲导管：使用注射器预冲连接器，减压套筒，将导管浸泡于 0.9% 氯化钠注射液中，注意观察导管的完整性，连接穿刺针，排气，备用，见图 3-145。

7. 穿刺静脉

（1）扎止血带：助手在穿刺点上方扎止血带，使血管充盈。

（2）去掉保护套，活动针芯。

（3）一手固定皮肤，另一手持针穿刺，进针角度为 15°～30°。

（4）穿刺见回血后立即降低穿刺角度，将穿刺针与血管平行再往前推进 1～2cm，然后保持针芯的位置，单独向前推进导引套管，避免由于推进钢针穿透血管壁，见图3-146。

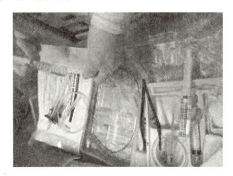

图3-145 预冲导管

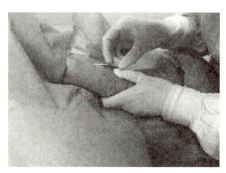

图3-146 穿刺静脉

8. 从导引套管内取出穿刺针

（1）操作者以一手拇指固定导引套管，避免移位，示指或中指压住套管末端处的血管，防止出血。

（2）助手松开止血带。

（3）从导引套管中撤出穿刺针。

9. 置入导管

（1）固定导引套管，将导管自导引套管内缓慢、匀速地推进（如推进困难时，可冲一些0.9%氯化钠注射液使导管末端飘浮起来，便于推进），见图3-147。

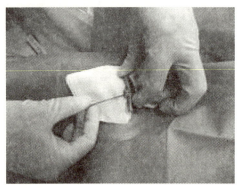

图3-147 置入导管

（2）当导管尖端到达患儿肩部时，嘱患儿将头转向穿刺侧90°并低头，下颌贴近肩部，以避免将导管误插至颈静脉。

10. 当导管置入预计长度时，取无菌纱布在导引套管的末端处加压止血并固定导管，然后撤出导引套管。

11. 导管保留体外5cm左右，用无菌剪子修整导管长度，注意一定不能剪出斜面或毛碴。

12. 安装连接器

（1）先将减压套筒套在导管上，再将导管连接到连接器翼形部分的金属柄上，注意一定要推进到底，导管不能起褶，否则导管与连接器固定不牢。

（2）将连接器翼形部分的倒钩和减压套筒上的沟槽对齐，锁定两部分，见图3-148。

13. 检查回血和正压封管　用含 0.9% 氯化钠注射液的 20ml 注射器抽吸回血，然后以脉冲方式冲管，安装肝素帽或无针接头，再用 0.9% 氯化钠注射液脉冲式冲管，以达到正压封管的目的，见图 3-149。

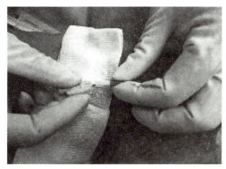

图 3-148　安装连接器

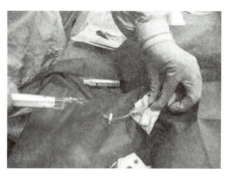

图 3-149　脉冲式冲管

14. 清理穿刺点　撤去孔巾，用无菌纱布浸 0.9% 氯化钠溶液清洁穿刺点及周围皮肤的血迹。

15. 固定导管

（1）将导管体外部分偏离穿刺点一定角度，以 45° 角左右固定，或者将体外导管呈"S"形弯曲固定（图 3-150），在穿刺点上方放置一小块纱布吸收渗血，其上用透明贴膜固定。

（2）用胶布以蝶翼交叉的方式固定连接器，再以胶布横向固定，见图 3-151。

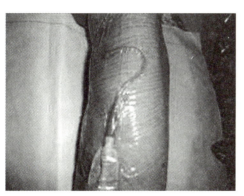

图 3-150　"S"形弯曲固定导管

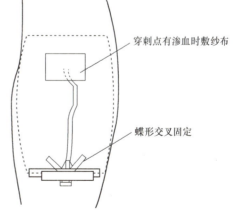

穿刺点有渗血时敷纱布

蝶形交叉固定

图 3-151　以蝶翼交叉方式固定连接器

16. 记录操作时间、操作者姓名、置管时间，贴在穿刺部位，用弹力绷带加压止血。

17. 整理物品，脱手套，洗手。

18. X 线检查，确定导管尖端位置。

【评价】

导管位置及长度正确；导管穿刺处无渗血、红肿。

【健康教育】

1. 置管后如果穿刺处有少量渗血，嘱患儿和家长不要紧张，可以局部按压、冰袋冷敷止血。

2. 患儿可以淋浴，避免盆浴、泡浴。淋浴前用塑料保鲜膜缠绕肘部 2～3 周，上、下边缘用胶布贴紧，淋浴后检查贴膜下有无进水，如有进水，及时更换贴膜。

3. 指导患儿置管侧手臂不可活动过度，避免过度用力，避免提重物，衣服袖口不可过紧，在穿、脱衣服时要防止把导管带出，置管侧手臂不可测血压。

4. 指导患儿及其家长保持局部清洁干燥，不要擅自撕下贴膜，贴膜有卷曲、松动及贴膜下有汗液时要及时请护士更换。

5. 告知患儿保持局部清洁干燥，注意观察穿刺局部有无发红、肿胀、疼痛、渗液、敷料松脱等情况，若有及时来院处理。

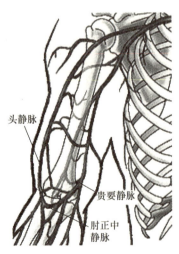

头静脉

贵要静脉

肘正中静脉

图 3-152　选择静脉

【注意事项】

1. 静脉选择　首选贵要静脉，次选肘正中静脉，末选头静脉，见图 3-152。

2. 置管禁忌证

（1）穿刺处有静脉瓣、感染或损伤、外伤史、血管外科手术史。

（2）有静脉血栓形成史。

（3）外周静脉条件差，不能确认外周静脉。

（4）有严重的出血倾向；血小板低于 50×10^9/L，凝血五项结果异常。

3. 置管后 24 小时内更换贴膜，并观察局部出血情况，以后酌情每周更换 1~2 次。

4. 不宜留有过多的导管暴露在贴膜外。尽量避免在置管侧肢体测量血压。

5. 贴无菌贴膜时，先沿导管捏压无菌透明敷料，使导管与无菌透明敷料服帖，再将整片敷料压牢。

五、经外周中心静脉置管维护技术

经外周静脉置入中心静脉导管维护技术是指定期对导管进行评估、消毒、更换伤口敷料等技术，可有效地防止导管相关性感染，早期发现并发症，并给予及时处理。

【目的】

1. 预防导管相关性感染，早期发现并发症。
2. 预防导管堵塞，保持导管通畅。

【评估】

1. 评估患儿 PICC 穿刺点周围皮肤有无发红、肿胀、疼痛、脓性分泌物等状况。
2. 导管有无移位，贴膜有无潮湿、松动、污染，是否到期。

【计划】

1. 护士准备　着装整洁，洗手，戴口罩。
2. 用物准备　一次性换药包、透明贴膜、胶布、10ml 注射器、肝素帽或无针接头、清洁手套、碘伏、75% 乙醇溶液、0.9% 氯化钠注射液、无菌棉球。
3. 环境准备　清洁、舒适，光线明亮。必要时屏风遮挡，请无关人员回避等。
4. 核对医嘱，携用物至患儿床旁。
5. 识别患儿身份，向患儿及家长解释置管维护的目的及过程，取得配合。

【实施】

1. 患儿取平卧位或坐位，上臂外展，其下垫一次性治疗巾，见图 3-153

笔 记 栏

和图 3-154。

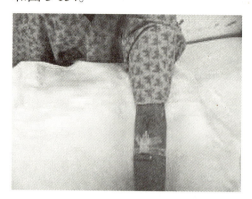

图 3-153　坐位

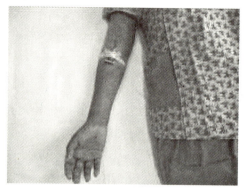

图 3-154　平卧位

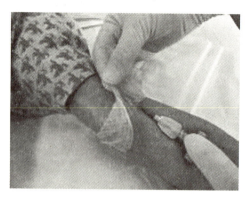

图 3-155　撕除旧敷料

2. 打开换药包，戴清洁手套，穿刺肢体下铺垫巾。

3. 撕除旧的敷料。以平拉或 180° 角的方式松开透明敷料，并自下而上去除原有透明敷料。记录导管刻度，见图 3-155。

4. 脱去手套，换无菌手套，用乙醇清除皮肤和导管上的胶布痕迹。

5. 以 PICC 穿刺点为中心，用碘伏消毒 3 次，范围为 10cm×10cm（腋部—手腕），待干，见图 3-156。

6. 调整好导管的位置，避开上次受压部位，将导管体外偏离穿刺点一定角度，以 45° 左右固定，或者将体外导管呈"S"形弯曲固定。

7. 用透明敷料覆盖，确保穿刺点正好在贴膜的中点，见图 3-157。

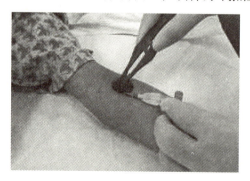

图 3-156　消毒穿刺点

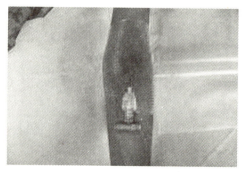

图 3-157　覆盖透明敷料

8. 用胶布以蝶翼交叉的方式固定连接器，再以胶布横向固定，标注更换时间和操作者的姓名，并将标签贴于贴膜边缘。

9. 脱去手套，洗手。

10. 更换肝素帽或无针接头

（1）使用无菌技术打开肝素帽或无针接头，用 0.9% 氯化钠溶液预冲。

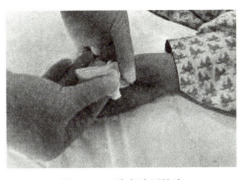

图 3-158　消毒路厄接头

（2）撤除原来的肝素帽或无针接头。

（3）用乙醇棉片消毒路厄接头和接头下面皮肤，见图 3-158。

（4）连接新的肝素帽或无针接头。

（5）用 20ml 0.9% 氯化钠溶液脉冲式冲洗导管并正压封管。

（6）肝素帽或无针接头用无菌敷料覆盖。

11. 冲洗 PICC 导管　使用 10ml 以上注射器脉冲式冲管。

12. 封管　通常在静脉输液结束后或者治疗间歇期每 7 天进行导管冲洗后，需予以正压封管，如果是肝素帽，当仅剩余 0.5～1ml 0.9% 氯化钠溶液时，将注射器的针头慢慢退出 2/3，只留针头的斜面在肝素帽中，继续推注 0.9% 氯化钠溶液使整个肝素帽内都充满 0.9% 氯化钠溶液，最后以边推注 0.9% 氯化钠溶液边退针的方法拔出注射器的针头。

13. 堵塞导管的再通　使用负压灌注尿激酶的方式达到导管再通的目的。

（1）去除肝素帽或无针接头，按照无菌原则消毒，换上用 0.9% 氯化钠溶液预冲好的三通，三通的一个接口连接 10ml 空注射器，另一接口接尿激酶溶液注射器。

（2）先将 10ml 空注射器回抽，使导管内形成负压，然后迅速打开连接尿激酶溶液注射器的三通口，导管内的负压使尿激酶溶液吸入导管内。

（3）15 分钟后用 10ml 空注射器回抽，将导管中的药液和溶解的血液抽出。

（4）用 20ml 0.9% 氯化钠溶液以脉冲方式彻底冲洗导管。

（5）若以上的操作第一次没有使导管通畅，可重复数次直至导管完全通畅。

【评价】

留置导管位置及长度合适；穿刺点无发红、肿胀、渗血、渗液。

笔 记 栏

【健康教育】

1. 告知患儿可以淋浴，避免盆浴、泡浴，淋浴前用塑料保鲜膜缠绕肘部2～3周，上、下边缘用胶布贴紧，淋浴后检查贴膜下有无进水，如有进水，及时更换贴膜。

2. 指导患儿置管侧手臂不可活动过度，避免过度用力，避免提重物，衣服袖口不可过紧，在穿、脱衣服时要防止把导管带出，置管侧手臂不可测血压。

3. 告知患儿保持局部清洁干燥，注意观察穿刺局部有无发红、肿胀、疼痛、渗液、敷料松脱等情况，若有及时来院处理。

【注意事项】

1. 禁止使用小于10ml的注射器冲管、给药，防止损坏导管。

2. 正压封管，防止血液反流进入导管，阻塞导管。自下而上去除敷料，切忌将导管带出体外。

3. 勿用酒精棉球消毒穿刺点，以免引起化学性静脉炎。

六、中心静脉导管使用技术

中心静脉导管（central venous catheter, CVC）是经过皮肤直接自颈内静脉、锁骨下静脉和股静脉等进行穿刺，沿血管走向使导管尖端到达中心静脉（上、下腔静脉）的方法。

【目的】

1. 为重症患儿建立输液通路。
2. 为反复输液的患儿建立良好的输液通道，避免反复穿刺的痛苦。
3. 中心静脉压监测。
4. 血液透析的通路。

【评估】

1. 评估患儿病情及合作程度。
2. 评估中心静脉导管置管部位皮肤情况及其固定情况。

【计划】

1. 护士准备　着装整洁，洗手，戴口罩。

2. 用物准备

（1）治疗车、无菌治疗盘、已配好的药液、肝素盐水（1～10U/ml）、2～5ml注射器、一次性连接管、一次性静脉头皮针、碘伏、无菌棉棒、手消毒液、一次性垫巾。

（2）用2～5ml注射器抽取肝素盐水2～3支，配好的药液与一次性连接管和一次性静脉头皮针连接并排好气，两者均放入无菌盘内备用，见图3-159。

（3）医嘱单、护理治疗单、护理记录单。

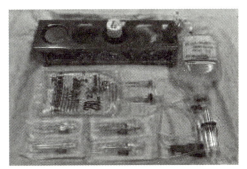

图3-159　用物准备

3. 环境准备　清洁、舒适，光线明亮。必要时屏风遮挡，请无关人员回避等。

4. 核对医嘱，携用物至患儿床旁。

5. 识别患儿身份，向患儿及家长解释经中心静脉输液的目的及过程，取得配合。

【实施】

1. 将一次性垫巾置于患儿中心静脉导管下，常规消毒肝素帽两次，见图3-160。连接已抽取肝素盐水的注射器，检查中心静脉导管有无回血。

2. 确认回血后通入2ml肝素盐水。

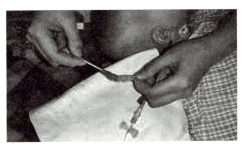

图3-160　消毒肝素帽

3. 连接所输液体，调节滴速。

4. 再次核对患儿，协助患儿取舒适体位。

5. 液体输入完毕，用5ml注射器抽取肝素盐水2～5ml，消毒肝素帽，脉冲式封管，锁定导管，防止出现回血。

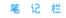

笔 记 栏

6. 整理用物，洗手、签字、记录操作时间。

【评价】

患儿无不适主诉，中心静脉导管固定良好，输液通畅；输注过程顺利。

【健康教育】

指导患儿活动时注意保护管路，防止导管打折、脱出。告知患儿穿刺处保持清洁、干燥，避免潮湿。

【注意事项】

1. 输入营养液或血制品后要及时冲洗导管，防止形成纤维粘连堵塞导管，减少发生感染的机会。

2. 导管出现堵管现象，切勿用力通管，以防栓子进入血液循环造成栓塞。

七、中心静脉导管维护技术

中心静脉导管（central venous catheter，CVC）维护技术包括更换 CVC 穿刺点处的敷料，更换导管的肝素帽或无针接头及冲洗 CVC 导管。

【目的】

1. 预防导管堵塞，保持导管通畅。
2. 减少导管相关性感染。

【评估】

1. 评估患儿穿刺点周围皮肤有无发红、肿胀、疼痛、脓性分泌物等状况。
2. 导管有无移位，贴膜有无潮湿、松动、污染，是否到期。

【计划】

1. 护士准备　着装整洁，洗手，戴口罩。
2. 用物准备　治疗车、无菌治疗盘、肝素盐水（1～10U/ml），2ml、

笔记栏

5ml、10ml 注射器、75% 乙醇溶液、碘伏、无菌棉棒、1cm×1cm 无菌纱布、

免洗手消毒液、一次性垫巾。

3. 环境准备　清洁、舒适，光线明亮。必要时屏风遮挡，请无关人员回避等。

4. 核对医嘱，携用物至患儿床旁。

5. 识别患儿身份，向患儿及家长解释中心静脉导管维护的目的及过程，取得配合。

【实施】

1. 轻轻撕开旧的敷料

（1）撕贴膜时用手固定穿刺点，从四周开始以 0° 撕开，并要从尾端向穿刺点方向撕，不要碰触到贴膜以下区域，见图 3-161。

（2）记录导管刻度。

2. 换无菌手套，用乙醇清除皮肤和导管上的胶布痕迹。

3. 以中心静脉穿刺点为中心，碘伏点状消毒局部皮肤 3 遍，范围 5cm×5cm，待干，见图 3-162。

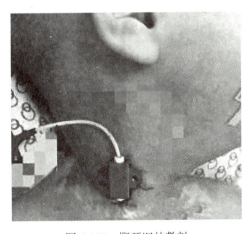

图 3-161　撕开旧的敷料　　　　　　　　图 3-162　消毒

4. 检查中心静脉导管卡扣下皮肤情况，下方垫好 1cm×1cm 大小无菌纱布，以防压伤皮肤。

5. 粘贴透明敷料，确保穿刺点正好在贴膜的中点，用指腹轻轻按压整片透明贴膜，使皮肤与贴膜充分接触，避免水汽积聚。

6. 贴膜上标注穿刺日期及更换贴膜日期，并将标签贴于贴膜边缘，见图 3-163。

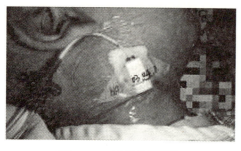

图 3-163　透明敷料覆盖

7. 整理用物，垃圾分类。

8. 更换肝素帽

（1）去掉原来的肝素帽。

（2）用碘伏消毒管端，待干过程中，将新换肝素帽内充满肝素盐水。

（3）连接新的肝素帽。

（4）用 5ml 抽好肝素盐水的注射器抽回血，见到回血后脉冲式冲洗导管并正压封管。

9. 冲洗中心静脉导管　使用 10ml 及以上注射器或一次性专用冲洗器脉冲式冲管。

10. 封管　通常在静脉输液结束后予以正压封管。如果是肝素帽，当推注封管液（肝素盐水）剩余 0.5～1ml 时，将注射器的针头慢慢退出 2/3，只留针头的斜面在肝素帽中，继续推注肝素盐水使整个肝素帽内都充满肝素盐水，最后以边推注肝素盐水边退针的方法拔出注射器的针头。

11. 洗手、签字、记录维护时间。

【评价】

1. 留置导管位置及长度合适；中心静脉导管处皮肤无红肿、破溃。

2. 操作过程严格执行无菌操作原则；中心静脉导管处部位皮肤无红肿、破溃。

【健康教育】

指导患儿及其家长保持局部皮肤清洁干燥，不擅自撕下贴膜，贴膜有卷曲、松动及贴膜下有汗液时及时请护士更换。

【注意事项】

1. 中心静脉置管成功后 24 小时应重点观察局部皮肤有无肿胀、皮下气肿的情况，必要时通过胸部 X 线检查其所在部位。

2. 穿刺部位出现出血或渗出，应首选纱布覆盖。敷料应严格按照规定的周期更换。当敷料出现潮湿、松动、污染时应及时更换。

3. 记录导管长度，检查有无脱出、打折。如果在置管初期使用缝线固定导管，而后出现松弛或不再完好时，应改用其他方式固定导管。

4. 操作时需两人合作，防止患儿躁动导致导管脱出。

5. 注意观察患儿全身情况，若留置时间大于 7 天，中心静脉导管穿刺点处红肿、破溃并伴高热，应拔除导管，剪下远端导管做细菌培养。

八、皮下植入式静脉输液港使用技术

皮下植入式静脉输液港（implantable venous access port，IVPA）是一种可植入皮下长期留置在体内的静脉输液装置（本节中介绍三向瓣膜植入式静脉输液港），可进行输注药物、补液、营养支持、输血治疗、血样采集等。其使用技术包括穿刺、敷料更换、用药（静脉注射和滴注）、血样采集、冲洗、肝素稀释液或生理盐水封管、拔针。

【目的】

1. 固定导管。
2. 减少导管相关性感染的可能。

【评估】

1. 评估患儿输液港植入部位有无压痛、肿胀、渗血、血肿、感染等并发症。
2. 评估患儿年龄、病情、意识状态及合作程度。
3. 评估穿刺座有无移位、翻转。

【计划】

1. 护士准备　着装整洁，洗手，戴口罩。

2. 用物准备　输液港专用无损伤针（图 3-164）、一次性换药包、孔巾、碘伏、酒精棉片、皮肤消毒液、小方纱若干、消毒棉球、无菌棉签、无菌手套、透明

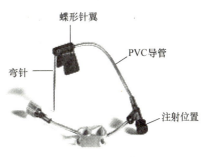

图 3-164　无损伤针

贴膜、20ml 注射器、10ml 注射器、肝素帽或无针接头、肝素稀释液（浓度为 100U/ml）、0.9% 氯化钠溶液、采血管、胶布、无菌贴膜。

3. 环境准备　清洁、舒适，光线明亮。必要时屏风遮挡，请无关人员回避等。

4. 核对医嘱，携用物至患儿床旁。

5. 识别患儿身份，向患儿及家长解释使用皮下植入式静脉输液港的目的及过程，取得配合。

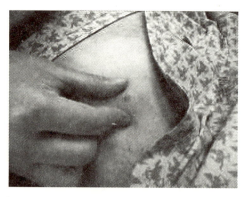

图 3-165　确认注射座位置

【实施】

1. 打开换药包，打开输液港专用无损伤针、肝素帽或无针接头、注射器并置于换药包内，将碘伏溶液倒于换药包中的弯盘内。

2. 消毒注射部位

（1）洗手，轻轻按压输液港植入部位，确认注射座的位置，见图 3-165。

（2）戴无菌手套。

（3）消毒：以注射座为中心，先用酒精棉球清洁脱脂，再用碘伏棉球螺旋状消毒 3 次，半径为 10～12cm，消毒面积应大于敷料面积。

（4）铺孔巾。

3. 穿刺注射座

（1）将 10ml 注射器抽吸 10ml 0.9% 氯化钠溶液，连接无损伤针，预冲排气，见图 3-166。

（2）穿刺点定位及穿刺

1）用非主力手触诊，找到注射座，确认注射座边缘。

2）用非主力手的拇指、示指和中指固定注射座，形成三角形，将输液港拱起，此三指的中心即为穿刺点，见图 3-167。

3）右手拇指与示指将无损伤针合并持稳，垂直进针，尽量避开前次穿刺针眼，针头穿过皮肤、脂肪层，当刺入穿刺隔时有滞针感，继续进针；当针头穿过穿刺隔后有落空感，再缓慢向下刺入直达储液槽底部，见图 3-168。

（3）回抽见回血，证实针位置无误，见图 3-169。

（4）0.9% 氯化钠溶液脉冲方式冲洗输液港，夹住延长管，分离注射器，

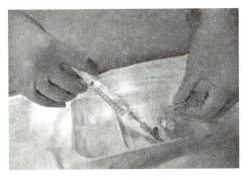

图 3-166　预冲排气

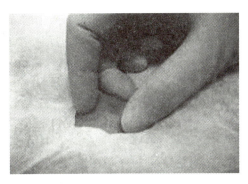

图 3-167　定位穿刺点

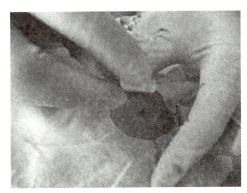

图 3-168　穿刺

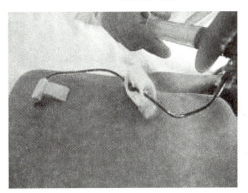

图 3-169　抽回血

末端接肝素帽或无针接头。

4. 无损伤针的固定

（1）穿刺成功后，抽回血，冲净无损伤针套件及输液港。

（2）无菌纱布垫于无损伤针针尾下方，可根据实际情况确定纱布垫的厚度。

（3）透明敷料固定无损伤针，见图 3-170。

（4）注明更换无损伤针的日期和时间，常规情况下可留置 1 周。

5. 更换肝素帽或无针接头

（1）打开肝素帽或无针接头，用 0.9% 氯化钠溶液预冲。

（2）去掉原来的肝素帽或无针接头。

（3）用酒精棉片消毒接头。

（4）连接新的肝素帽或无针接头。

（5）用 10～20ml 0.9% 氯化钠溶液脉冲式冲洗导管并正压封管。

6. 输液

（1）打开输液夹，用无菌 0.9% 氯化钠溶液冲洗输液港。

笔 记 栏

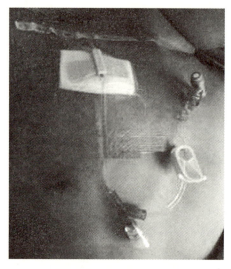

图 3-170　固定无损伤针

（2）连接输液系统（静脉输液器或输液泵）。

（3）打开输液夹并开始输液。

（4）当输液结束后，撤掉输液系统，用 10ml 0.9% 氯化钠溶液冲洗。

（5）夹闭延伸管。

7.　冲管　脉冲式冲管，使用 10ml 以上注射器冲管，禁止使用 1ml、2ml、5ml 注射器。

8.　血样采集

（1）连接无损伤针。

（2）回抽 3ml 血液，丢弃。

（3）更换注射器，抽取预期采血量。

（4）采血完毕后，用 20ml 0.9% 氯化钠溶液脉冲冲管。

9.　拔除无损伤针头

（1）洗手、戴清洁手套，去除透明贴膜。

（2）戴无菌手套，左手拇指、示指固定注射座，用 10～20ml 0.9% 氯化钠溶液以脉冲式冲净输液港内血液或药物。

（3）使用肝素稀释液（通常情况下：患儿大于 2 岁使用肝素稀释液 5ml，小于 2 岁使用肝素稀释液 3ml）封管，夹管。

（4）用无菌纱布压住穿刺部位的同时拔出针头，拔针时用两指固定注射座，动作轻柔，防止血液反流发生导管堵塞，检查针头是否完整。

（5）加压止血。

（6）消毒穿刺点，贴无菌敷料 24 小时。

10.　治疗间隙期护理　正常情况下每 4 周维护一次，包括消毒注射部位、穿刺注射座、脉冲式冲管、肝素稀释液正压封管和拔针，评估输液港功能，观察局部情况。

【评价】

皮下植入式静脉输液港穿刺处皮肤无红肿、穿刺针固定良好、输液通畅。

【健康教育】

1. 指导患儿和家长要保持穿刺输液港的部位清洁干燥，贴膜有卷曲、松动及贴膜下有汗液等及时通知护士。

2. 指导家长给患儿穿宽松、透气的棉质衣服。指导患儿和家长植入部位要避免受到硬物撞击，以免输液港移位或损坏，若植入部位出现疼痛、发红、肿胀等，应立即通知护士。

3. 告知患儿和家长出院后及长期不使用时每4周返院，用0.9%氯化钠溶液20ml脉冲式冲管后，再用肝素钠稀释液封管。若植入部位出现疼痛、发红、肿胀等，应立即到医院就诊。

【注意事项】

1. 不应在连接有植入式输液港的一侧肢体上进行血流动力学监测和静脉穿刺。

2. 植入术后前3天应尽量避免使用输液港。

3. 穿刺注意事项

（1）必须使用无损伤针穿刺输液港。针头必须垂直刺入，以免针尖刺入输液港侧壁。

（2）穿刺动作轻柔，感觉有阻力不可强行进针，以免针尖与注射座底部推磨，形成倒钩。

（3）穿刺成功后，应妥善固定穿刺针，不可任意摆动，防止穿刺针从穿刺隔中脱出。

（4）敷料、无损伤针至少应每7天更换1次。

4. 用药注意事项

（1）冲管、封管和静脉注射给药时必须使用10ml以上注射器。

（2）注射、给药前应抽回血确认位置。注射器推注化疗药物时，须边推注药物边检查回血，以防药物渗出损伤邻近组织。

（3）使用两种以上不同药物时，应用10ml以上0.9%氯化钠溶液以脉冲方式对输液港进行冲洗，以防止因药物化学成分不同而产生沉淀。

5. 如果患儿能配合，拔除针头时嘱患儿做深呼吸并屏气，拔针后，密切观察患儿的呼吸、面色等。

笔记栏

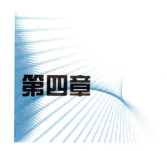

第四章

新生儿及相关疾病护理技术

第一节　新生儿护理技术

新生儿期是指自胎儿娩出脐带结扎至出生满 28 天。新生儿的身体系统、脏器功能发育尚未成熟，免疫功能低下，体温调节功能较差，易感染。本节主要介绍脐部护理、婴儿抚触及婴儿游泳技术。

一、脐部护理技术

脐部护理是保持脐部清洁、干燥的脐部清洁方法。

【目的】

保持脐部清洁，预防新生儿脐炎的发生。

【评估】

1. 评估患儿脐带有无红肿、渗血、脓性分泌物、异常气味等。
2. 评估环境是否舒适、安静、清洁。

【计划】

1. 护士准备　着装整洁，洗手，戴口罩。
2. 用物准备　75% 乙醇溶液、棉签，必要时准备 3% 过氧化氢溶液。
3. 环境准备　室温在 24～28℃，湿度在 55%～65%。
4. 核对医嘱，携用物至患儿床旁。

5. 识别患儿身份，向家长解释脐部护理的目的及过程，取得配合。

【实施】

1. 检查脐部有无感染。

2. 每日沐浴后暴露脐部，用75%乙醇溶液擦净脐带残端，环形消毒脐带根部，见图4-1。

3. 脐部有分泌物者，可用3%过氧化氢溶液清洗，见图4-2。

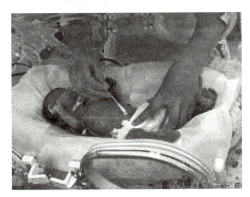 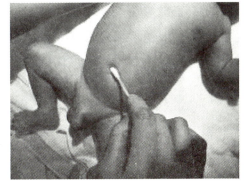

图4-1　环形消毒脐带根部　　　　图4-2　清洗分泌物

4. 有脐周红肿的新生儿，用75%乙醇溶液消毒后，可覆盖无菌纱布。

【评价】

观察脐周无红肿。脐带无异常气味、无脓性分泌物、无渗血；脐带残端已脱落。

【健康教育】

指导家长正确的脐部消毒方法。告知家长如果发现脐部有异味、脓性分泌物或渗血应及时就诊。

【注意事项】

1. 脐带未脱落前，勿强行剥落，结扎线如有脱落应当重新结扎。

2. 脐带应每日护理一次，直至脱落。一般情况不宜包裹，保持干燥，使其易于脱落。

3. 新生儿使用尿布时，注意勿使其遮住脐部，以免大、小便污染脐部。

笔 记 栏

二、婴儿抚触技术

婴儿抚触技术是通过触摸患儿的皮肤和机体，来刺激患儿感觉器官的发育，增进患儿的生理成长和神经系统反应，并增加患儿对外在环境的认知的方法。

【目的】

1. 促进婴儿神经系统的发育。增进父母与患儿之间的感情交流，促进患儿心理健康成长。

2. 加快免疫系统的完善，提高免疫力。

3. 增进食物的吸收和利用。

【评估】

1. 评估患儿皮肤有无皮疹、破损。

2. 评估环境是否温暖、舒适、清洁。

【计划】

1. 护士准备　衣帽整洁，洗手。

2. 用物准备　婴儿润肤乳液、毛巾、尿布及换洗衣物。

3. 环境准备　保持适宜的室温（28℃左右）和抚触时间（10～15分钟），确保舒适及15分钟内不受干扰。可放柔和的音乐作背景。

4. 核对医嘱，携用物至患儿床旁。

5. 识别患儿身份，向家长解释抚触的目的及过程，取得配合。

【实施】

抚触全过程见图4-3。

1. 头部

（1）用两手拇指从前额中央向两侧移动（沿眉骨）。

（2）用两手拇指从下颌中央向外、向上移动（似微笑状），见图4-4。

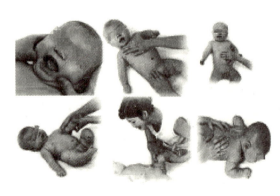

图4-3　抚触过程

（3）两手掌面从前额发际向上、向后滑动，至后下发际，停止于两耳乳突（耳垂后处），轻轻按压。

2. 胸部　两手分别从胸部的外下侧向对侧的外上侧移动（似"X"形）。

3. 腹部　双手指分别按顺时针方向按摩婴儿腹部，避开脐部和膀胱，见图4-5。

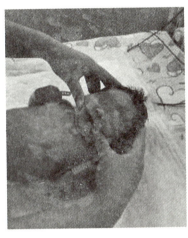
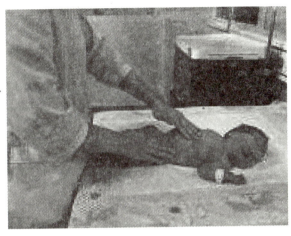

图4-4　抚触头部　　　　　　　　　　图4-5　抚触腹部

4. 四肢　双手抓住上肢近端（肩），边挤边滑向远端（手腕），并搓揉大肌肉群及关节；下肢与上肢相同（从大腿根部向足的方向）。

5. 手足　两手指指腹从手掌面依次推向指端，并提捏各手指指尖，活动关节。足部与手相同。

6. 背部　婴儿俯卧位，两手掌分别于脊柱两侧由中央向两侧滑动。一边按摩一边与婴儿说话，进行感情交流，避免受外界打扰。

7. 注意保暖，穿衣服，整理床单位。

【评价】

婴儿生命体征平稳、无溢奶。

【健康教育】

1. 告知家长抚触的时机，避开婴儿感觉疲劳、饥渴或烦躁时；最好是在婴儿洗澡后或穿衣过程中进行。

2. 指导家长按摩前须洗净并温暖双手，将婴儿润肤液倒在掌心，不要

笔记栏

将润肤液直接倒在婴儿身上。

【注意事项】

1. 不宜在婴儿饱餐或饥饿时进行抚触。手法从轻开始，慢慢增加力度，以婴儿舒服、合作为宜。

2. 按摩时间从 5 分钟开始，以后逐渐延长到 10～15 分钟，每天 1～2 次。

三、婴儿游泳技术

婴儿游泳技术是指新生儿至 2 周岁内婴儿在专业护理人员或经过培训的婴儿父母的看护下，运用专业婴儿游泳器材进行的一项特定的阶段性婴幼儿水中早期健康保健活动，分为被动游泳操和自主游泳两部分。

【目的】

1. 刺激患儿神经系统发育，促进患儿视觉、听觉、触觉和平衡觉的综合信息传递。

2. 增强患儿食欲和消化功能，促进患儿生长发育。

3. 增强患儿的循环和呼吸功能。

4. 增强患儿骨骼、肌肉的灵活性和柔韧性。

【评估】

1. 评估患儿体温、年龄、体重、颈围、发育情况，脐带是否脱落。

2. 评估患儿前一次喂奶时间。

3. 评估环境是否温暖、舒适、清洁。

【计划】

1. 护士准备　着装整洁，洗手。

2. 用物准备

（1）将游泳圈充好气，并检查有无破损和漏气，特别避免充气的游泳圈接触尖锐物品。依据婴儿颈围选用合适的游泳圈型号：小号直径<20cm；中

号 21～23cm；大号 24～26cm；加大号 27～29cm；特大号 30～33cm。

（2）其他用物：游泳池（水温 38℃）、水温计、水中玩具、大浴巾、婴儿洗浴用品、尿裤、换洗衣物。

3. 环境准备 室温在 28℃，湿度在 55%～65%。

4. 核对医嘱。

5. 识别患儿身份，向家长解释游泳的目的和方法，取得配合。

【实施】

1. 测量体温和体重并记录。脐带未脱者，使用防水护脐贴。

2. 从婴儿颈前部套入婴儿游泳圈，检查婴儿下颌部是否放在颌槽内，扣紧安全扣和安全带。一手托着患儿头颈背部，另一手托住患儿臀部，将婴儿缓慢放入水中，见图 4-6。

3. 婴儿游泳时间为 15 分钟左右，工作人员辅助婴儿进行水中被动操，具体步骤是：

（1）肩关节：操作者双手握住婴儿的上臂，按节拍前后摆动上臂，小角度地做圆周和外展、内收运动（约 30°角，注意不要牵拉）。

（2）肘关节：操作者双手握着婴儿的前臂，按节拍使肘关节屈、伸（大于 90°角），操作者双手拇指放于肘窝中部，其余四指包绕肘关节，进行轻柔按摩。

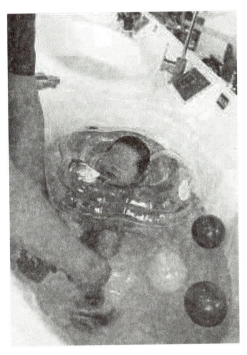

图 4-6 放入水中

（3）腕关节：操作者双手握住婴儿的腕关节，拇指放在婴儿手掌根部（大小鱼际肌处），示指及中指放在手背腕关节处，使其腕关节有节拍地屈、伸（50°～60°角）。然后，操作者双手拇指与其他四指前后握住上臂、前臂，上下左右进行轻按摩。

（4）髋关节：操作者双手握住婴儿大腿，按节拍上下摆动大腿约 40°角，

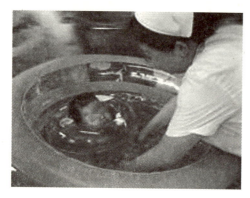

图 4-7　活动膝关节

之后做外展、内收运动，约 40°角。

（5）膝关节：操作者双手握住婴儿小腿，有节拍地使膝关节屈、伸（70°～90°角），见图 4-7。

4. 踝关节　操作者示指及中指放在婴儿足跟部前后，拇指放在对侧，使其踝关节有节拍地屈、伸（约 40°角），操作者双手拇指与其他四指前后握住大腿、小腿，上下左右进行轻柔地按摩。

5. 放松运动　操作者双手在水里摆动，让水产生波浪，婴儿在监护人的保护下自由活动。

6. 游泳结束，双手抱住婴儿躯干，在抚触台上取下游泳圈。

7. 擦干水迹，脐部消毒，穿衣服，注意保暖。

【评价】

婴儿面色与肤色无异常；婴儿口鼻及耳内无进水。

【健康教育】

1. 告知家长游泳必须在婴儿清醒状态下进行，避免在睡眠状态时将其放入水中；避免在吃奶后立即游泳。

2. 告知家长如脐带未脱落，应使用防水护脐贴。游泳时应有专人看护，注意保暖，游泳圈大小合适。

【注意事项】

1. 婴儿游泳时，必须有专人全程监护。

2. 出生 10 天内的新生儿脐部须贴防水护脐贴，游泳完毕后要将新生儿防水护脐贴取下，脐部消毒，并用护脐带包扎。

3. 每次游泳完毕，最好在 15～20 分钟后进行喂食，以缓解婴儿疲劳。

4. 新生儿游泳圈使用前必须进行安全检测，如泳圈的型号是否合适、保险按扣是否扣好、游泳圈漏气否等）。

第二节 新生儿相关疾病护理技术

本节主要介绍暖台和温箱的使用技术及蓝光照射技术。

一、开放式辐射暖台使用技术

开放式辐射暖台是通过远红外线产热的一种仪器，主要用于分娩后新生儿的护理和新生儿危重症的抢救。

【目的】

1. 快速复温和保暖。
2. 便于危重患儿抢救操作。

【评估】

1. 评估患儿年龄、病情、体温等。
2. 评估患儿局部皮肤情况。
3. 评估环境温暖、舒适、清洁，无对流风。

【计划】

1. 护士准备 着装整洁，洗手，戴口罩。
2. 用物准备
（1）检查辐射台固定性能，见图 4-8。

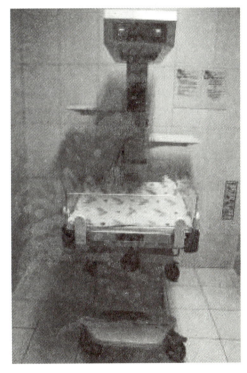

图 4-8 检查辐射台性能

（2）接通电源，检查辐射台是否处于良好状态，根据患儿的体重设定床温，见表 4-1。
（3）用示指与拇指夹试探头，检查皮肤温度探头是否处于良好状态。
3. 环境准备 保持适宜的室温（25℃左右）。
4. 核对医嘱，携用物至患儿床旁。

5. 识别患儿身份，向家长解释使用暖台的目的及过程，取得配合。

表 4-1　患儿的体重与对应肤温

患儿体重（kg）	<1.0	1.0～1.5	1.5～2.0	2.0～2.5	>2.5
肤温（℃）	36.9	36.7	36.5	36.3	36.0

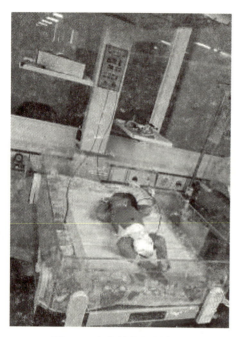

图 4-9　患儿躺在辐射台上

【实施】

1. 将肤温传感器探头置于辐射台中央，暴露于远红外元件发热的区域内。

2. 脱去患儿衣物，必要时更换尿布。将患儿置于辐射台上，放置合适体位，见图 4-9。

3. 将肤温传感器头部的金属面固定在患儿剑突与脐部连线的中点处。摇动床倾角操纵柄，调节好患儿头高所需的角度，拉上四周挡扳。观察记录床温，并做好交接班。

【评价】

辐射台清洁；患儿体温保持恒定。

【健康教育】

指导护士辐射台的使用与维护方法。

【注意事项】

1. 禁止给患儿用油性护肤品。

2. 终末消毒

（1）挡板、床垫、外部构架用 0.05% 含氯消毒液擦拭。

（2）温度探头用酒精棉球擦拭。

（3）挡板不能用酒精等有机溶剂擦洗，不能在紫外线下直接照射。

3. 长时间使用辐射台时应防止患儿水分丢失，可在床档旁放置湿毛巾以增加水分蒸发，并适当增加输液量。

4. 正确放置肤温传感器，防止脱落和烫伤。

二、密闭式暖箱使用技术

密闭式暖箱(简称暖箱)是一种能为婴儿创造一个温度和湿度均适宜的仪器。

【目的】

保持患儿体温的恒定。

【评估】

1. 评估患儿年龄、出生体重。
2. 评估患儿的生命体征、局部皮肤情况。
3. 评估环境安全、安静、清洁，无对流风。

【计划】

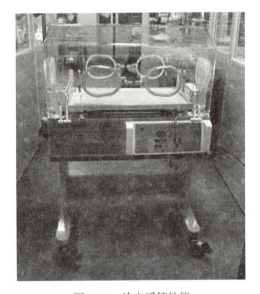

图 4-10　检查暖箱性能

1. 护士准备　着装整洁，洗手，戴口罩。
2. 用物准备
（1）暖箱、灭菌注射用水、护理记录单。
（2）检查暖箱性能，见图 4-10。
（3）将灭菌注射用水加入暖箱水槽或湿化器水槽中，开机接通电源，打开开关，确认所有的显示器和指示灯变亮。
（4）选择箱温或肤温控制模式，设置温度、预热（箱温需根据患儿体重设置）。
3. 环境准备　调节室温至 22~26℃，以减少辐射热的损失。
4. 核对医嘱，携用物至患儿床旁。
5. 识别患儿身份，向家长解释使用暖箱的目的及过程，以取得配合。

笔 记 栏
· · · · · · · · · · ·

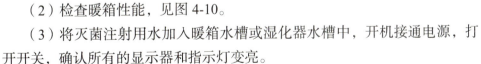

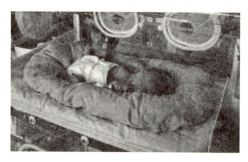

图 4-11 患儿置于暖箱内

【实施】

1. 脱去患儿衣物，必要时更换尿布。

2. 打开暖箱门，将患儿置于暖箱内，放置合适体位。将皮肤温度探头固定在患儿剑突与脐部连线的中点处。关闭暖箱门，见图 4-11。

3. 定时测量体温，根据体温调节箱温，并做好记录。

【评价】

暖箱清洁，性能良好，温度和湿度符合要求；患儿舒适、安全。

【健康教育】

1. 告知护士使用过程中严禁骤然提高暖箱温度，以免患儿体温突然上升造成不良后果。

2. 指导工作人员入箱操作、检查、接触患儿前后必须洗手，防止交叉感染。

【注意事项】

1. 使用中随时观察使用效果，如暖箱发出报警信号，应及时查找原因，妥善处理。

2. 一切护理操作应尽量在箱内进行，尽量少打开箱门，若确因需要暂出箱治疗检查，也应注意在保暖措施下进行，避免患儿受凉。

3. 保持暖箱的清洁，每天更换灭菌注射用水，每天用物体表面消毒剂擦拭，内壁用清水擦拭。

4. 暖箱避免放置在阳光直射、有对流风或取暖设备附近，以免影响箱内温度的控制。

三、蓝光照射技术

蓝光照射技术是使用单面或双面蓝光对患儿进行照射，是治疗新生儿高胆红素血症的辅助治疗方法。

【目的】

降低血清胆红素浓度。

【评估】

1. 评估患儿病情及生命体征。
2. 评估患儿黄疸的程度、胆红素检查结果。
3. 评估环境是否温暖、舒适、清洁。

【计划】

1. 护士准备 着装整洁，洗手，戴口罩。
2. 用物准备 单（双）面蓝光灯、遮光眼罩、尿布、手套、光疗记录卡。
3. 环境准备 病室清洁，温湿度适宜。
4. 核对医嘱，携用物至患儿床旁。
5. 识别患儿身份，向家长解释蓝光照射的目的及过程，以取得配合。

【实施】

1. 患儿照射前清洁皮肤，剪短指甲；双眼佩戴护眼罩；除会阴、肛门部用尿布遮盖外，其余均裸露，男婴注意保护阴囊。

2. 单面蓝光照射

（1）患儿置于摇篮或暖箱/暖台中，将蓝光灯推至患儿床旁，打开电源。

（2）盖上遮光罩。

（3）每2小时更换患儿体位一次，可以仰卧、侧卧、俯卧交替更换。俯卧照射时要有专人巡视，避免婴儿口鼻受压影响呼吸，见图4-12。

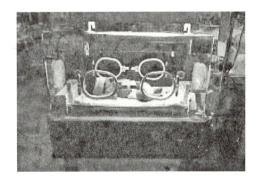

图4-12 患儿置于蓝光灯下

3. 双面蓝光照射

（1）箱内湿化器水箱内加水至2/3容积。

（2）接通电源，检查灯管亮度，使箱温升至患儿适中温度（30～32℃，

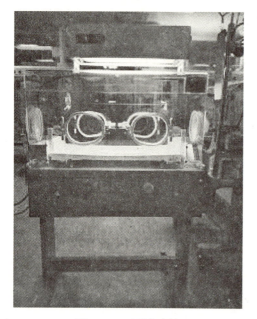

图 4-13　双面蓝光箱

早产儿 32~35℃)（使用双面蓝光照射患儿不再使用温箱，依靠蓝光的热度来保暖）。

（3）将患儿抱入已预热好的光疗箱中，关闭箱门，记录入箱时间和患儿体温，见图 4-13。

4. 随时测量体温，使体温保持在 36~37℃。如体温超过 37.8℃或低于 35℃，要暂停光疗，体温恢复正常后再继续治疗。

5. 光疗结束，关闭蓝光灯或蓝光箱电源开关，除去患儿护眼罩等，记录结束/出箱时间、生命体征，将患儿抱回原病床。

【评价】

蓝光灯清洁、性能良好、运转正常；患儿皮肤黄疸较前减轻。

【健康教育】

告知家长患儿入箱前须清洁皮肤，剪短指甲；告知家长光疗开始和结束的时间以及光疗的不良反应。

【注意事项】

1. 保持蓝光灯管清洁，并及时更换灯管。

2. 照射中勤巡视，及时清除患儿的呕吐物、汗水、大小便，保持玻璃的透明度，工作人员为患儿进行检查、治疗、护理时，可戴墨镜，并严格进行交接班。

3. 禁忌在患儿皮肤上涂粉和油剂，光疗过程中，注意保护患儿生殖器和眼部，并注意护理皮肤。

4. 光疗结束后，倒尽湿化器水箱内水，做好整机的清洗、消毒工作。

5. 注意患儿精神反应、呼吸、脉搏及黄疸程度的变化；观察大小便颜色与性状；检查皮肤有无发红、干燥、皮疹，有无呼吸暂停、烦躁、嗜睡、发热、腹胀、呕吐、惊厥等。

6. 定时监测血清胆红素。

四、换血疗法

换血疗法是治疗早期新生儿重症高未结合胆红素血症最迅速而有效的方法，主要用于重症新生儿溶血病。

【目的】

降低未结合胆红素，防止胆红素脑病的发生；换出血清中的免疫抗体和致敏红细胞，以阻止溶血并纠正贫血；降低体内的各种毒素。

【评估】

1. 评估患儿病情及生命体征。
2. 评估患儿黄疸的程度、胆红素检查结果。
3. 评估环境是否温暖、舒适、清洁。

【计划】

1. 护士准备　着装整洁，洗手，戴口罩。
2. 用物准备　①血源选择：Rh血型不合溶血病应选用Rh血型与母亲相同、ABO血型与患儿相同的血液或用抗A、抗B效价不高的O型血；ABO血型不合溶血者应选用O型红细胞和AB型血浆的混合血或用抗A、抗B型效价不高的O型血。换血量一般为150~180ml/kg（约为患儿全身血量的2倍）。②药物：生理盐水、葡萄糖溶液、10%葡萄糖酸钙、利多卡因、肝素、苯巴比妥、地西泮，并按需要准备急救药物。③其他：手术衣、无菌换血手术包、静脉切开包、输液用物及急救药品、新鲜全血。
3. 环境准备　在手术室或消毒处理的环境中进行，维持室温在26~28℃。
4. 患儿准备　换血前4小时禁食或抽空胃内容物，进行静脉输液；术前半小时肌内注射苯巴比妥；置患儿于辐射式保暖床上仰卧，贴上尿袋，固定四肢。

笔 记 栏

【实施】

1. 常规消毒腹部皮肤（上至剑突，下至耻骨联合，两侧至腋中线），铺治疗巾，将硅胶管插入脐静脉，接上三通管，抽血测定胆红素及生化项目后开始换血（图4-14）。

2. 测量静脉压以决定换血速度，开始为每次换血量10ml，逐渐增加到每次20ml，以2～4ml/（kg·min）速度匀速进行。对低体重儿、病情危重者，速度放慢。

3. 每次换血100ml，测静脉压1次，一般维持静脉压在0.588～0.785kPa（6～8cmH$_2$O）。

4. 密切监测患儿心率、呼吸、血压、血氧饱和度及胆红素、血气、血糖变化，换血过程中患儿易激惹、心电图改变等低钙症状时，应给予10%葡萄糖酸钙1～2ml/kg缓慢静脉注射。

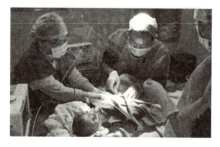

图4-14　高胆红素血症患儿换血

5. 详细记录每次出入量、累积出入量及用药等。

6. 换血完毕配合医生拔出脐静脉导管，结扎缝合消毒，用纱布压迫固定。

7. 记录，监测生命体征、血糖和局部伤口情况，观察心功能情况和低血糖征象。

【注意事项】

1. 严格消毒，无菌操作，避免感染。

2. 插管时动作要轻，以免损伤静脉壁及内脏。

3. 每次注血时，都要抽回血，防止空气栓塞；抽、注血速度均匀，不可过快或过慢，换血中注射器必须经常用含肝素的生理盐水冲洗，防止凝血。

4. 换血过程中应注意患儿保暖，密切观察患儿全身情况及反应，注意皮肤颜色，监测生命体征，详细记录每次出入量、累积出入量及心率、呼吸、静脉压等，及时处理意外情况。

5. 在换血开始前、术中、换血结束时均需抽取血标本，测定血胆红素，视需要检查生化指标，以判断换血效果及病情变化。

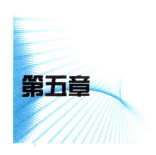

第五章

儿科专科疾病护理技术

第一节　呼吸系统疾病相关护理技术

一、鼻导管吸氧技术

鼻导管吸氧法是将一根导管插入鼻腔顶端吸氧的方法。目前，儿科最常用的是改良鼻导管吸氧法，与传统的鼻导管吸氧法相比具有对鼻黏膜刺激小、管腔不易被分泌物堵塞、不占据气道等优点。

【目的】

1. 提高肺泡内氧分压。
2. 纠正各种原因造成的缺氧状态。

【评估】

1. 评估患儿病情、年龄、意识状态及合作程度。
2. 评估患儿面色、呼吸及胸廓起伏等，判断缺氧程度。
3. 评估患儿鼻腔有无分泌物，有无鼻中隔偏曲。

【计划】

1. 护士准备　着装整洁，洗手，戴口罩。
2. 用物准备　氧气流量表、湿化瓶、一次性氧气管（面罩）、蒸馏水、弯盘、棉签、医用胶带（图5-1）。
3. 环境准备　宽敞明亮，检查用氧安全（有无漏气、明火、污染）。

4. 核对医嘱，携用物至患儿床旁。

5. 识别患儿身份，向患儿及家长解释鼻导管给氧的目的及过程，取得配合。

【实施】

1. 协助患儿取平卧位，用棉签清洁患儿鼻腔。

2. 安装流量表，轻轻外拉接头处，证实已接紧。连接加好蒸馏水的湿化瓶。

3. 连接吸氧管，打开流量表，根据医嘱调节氧流量。

4. 将一次性吸氧管预留的两个小孔对准患儿鼻孔处（面罩吸氧者将面罩扣住整个口鼻，松紧带绑到枕后固定），用医用胶带将鼻导管固定于鼻翼两侧，见图 5-2。

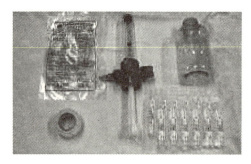

图 5-1　用物准备

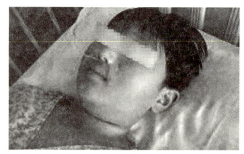

图 5-2　鼻导管吸氧

5. 为患儿摆好舒适体位。记录用氧开始时间及流量，期间加强巡视，观察患儿面色、呼吸、生命体征变化及缺氧改善情况。

6. 停用氧气时，先取下鼻导管或面罩再关氧流量表。

7. 清洁患儿面部皮肤，使患儿处于舒适体位。

8. 清理用物，氧气管及面罩浸泡消毒。记录停氧时间。

【评价】

患儿缺氧状况较前改善。

【健康教育】

1. 告知患儿及家长不要随意调节流量开关和停止氧气；告知患儿家长

不能在用氧附近使用明火、抽烟等。

2. 指导患儿及家长如发生呼吸困难等异常情况，立即呼叫医护人员。

【注意事项】

1. 注意用氧安全，做好四防：防震、防火、防热、防油。

2. 吸氧前，先调节好氧流量再应用；停氧时先取下鼻导管或移开面罩再关闭流量表，以免高流量氧损伤呼吸道黏膜及肺组织。

3. 给氧过程中，勤巡视、勤观察，注意观察患儿面色、唇色、呼吸，缺氧状况有无改善；定时检查吸氧装置，连接是否紧密，有无漏气，固定是否牢固。

4. 定期更换吸氧管，湿化瓶内的蒸馏水应保持在 1/3～1/2 处；湿化瓶内蒸馏水每日更换 1 次。

二、雾化吸入技术

雾化吸入技术是利用高速氧气气流或空气压缩泵，使药液形成雾状悬液，再吸入呼吸道，达到湿化呼吸道黏膜、祛痰、解痉、抗炎的目的。

【目的】

1. 改善通气功能，解除气道痉挛。
2. 控制、预防呼吸道感染。

【评估】

1. 评估患儿病情、年龄、意识状态及合作程度。
2. 评估患儿用药史和过敏史。
3. 评估患儿鼻腔及口腔有无分泌物。

【计划】

1. 护士准备　着装整洁，洗手，戴口罩。
2. 用物准备　治疗盘、氧气流量表/空气压缩雾化泵、一次性雾化器、棉签、5ml 注射器，按医嘱备药，见图 5-3。

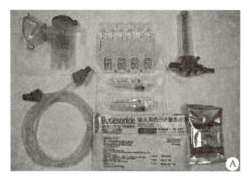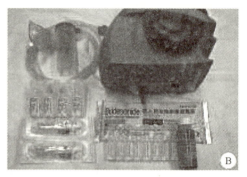

图 5-3　用物准备

A. 备氧气流量表；B. 备空气压缩雾化泵

3. 环境准备　清洁、安全、无明火。

4. 核对医嘱，携用物至患儿床旁。

5. 识别患儿身份，向患儿及家长解释氧气雾化吸入的目的及过程，取得配合。

【实施】

1. 安装并固定氧气流量表（图 5-4）或连接空气压缩雾化泵电源，将氧气管连接于雾化器吸入口与氧气装置之间，检查连接是否紧密，雾化器是否通畅。

2. 核对药液后将其注入雾化器的储药罐内。

3. 调节氧气流量（图 5-5）或打开空气压缩雾化泵电源至药液呈雾状喷出。

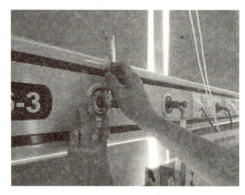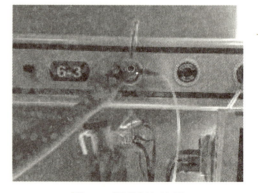

图 5-4　安装并固定氧气流量表　　　　　图 5-5　调节氧气流量

4. 将雾化面罩扣住患儿口鼻，指导患儿闭紧嘴唇，用口吸气、鼻呼气的方法，如此反复，直至药液吸完为止，见图 5-6。

5. 吸入完毕，取下面罩，关闭氧气流量表。

6. 帮助患儿擦拭面部，漱口，取舒适体位，同时观察患儿反应。

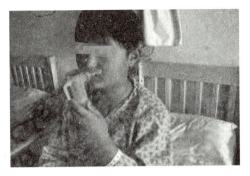

图 5-6 吸入过程中

7. 整理用物，将雾化器及管道拆开浸泡消毒后备用，清洁氧气装置。

8. 洗手，记录雾化时间。

【评价】

患儿达到预期的疗效；患儿感觉舒适，呼吸平稳，无不良反应。

【健康教育】

1. 告知患儿雾化吸入前 1 小时内不能进食、水，以防吸入药液刺激其恶心、呕吐，造成误吸。

2. 指导患儿不要轻易将雾化面罩摘掉，以免影响治疗效果。吸入过程如有不适，及时通知医护人员。

【注意事项】

1. 使用前要检查氧气流量表是否正常，有无松动及脱落等异常情况。

2. 向雾化器内加入药液时一定要把针头拔下，以防针头落入雾化器内。雾化器要保持水平位置，防止漏液。

3. 氧流量不宜过大，避免雾气过大，使患儿感到憋气、呼吸困难，难以坚持，同时也避免雾化器与连接管脱出。

4. 雾化器专人专用，防止交叉感染。

三、体位引流技术

体位引流是通过改变体位，利用重力作用达到引流痰液的一种治疗措施。

笔 记 栏

【目的】

引流肺部的痰液至主支气管内，利于痰液的排出。

【评估】

1. 评估患儿病情、年龄、意识状态及合作程度。
2. 评估患儿双肺呼吸音及痰鸣音情况。

【计划】

1. 护士准备　着装整洁，洗手，戴口罩。
2. 环境准备　病室安静整洁。
3. 核对医嘱，护士至患儿床旁。
4. 识别患儿身份，向患儿及家长解释体位引流的目的及过程，取得配合。

【实施】

1. 根据病变肺叶的部位决定体位引流倾斜的角度及采取的卧姿
（1）坐位或半坐卧位：用于肺上叶尖段、前段和肺下叶背段的引流。
（2）侧卧位：用于双肺患侧肺叶的引流，见图5-7。
（3）俯卧位：用于双肺背段肺叶的引流。
（4）后倾仰卧位（侧卧位）：用于双肺下叶的引流，见图5-8。
2. 体位引流　每次15~30分钟，进行不同体位引流时，可同时配合叩击患侧部位，鼓励患儿咳嗽，更有利于分泌物的排出。
3. 引流完毕，安置患儿于舒适体位，听诊双肺呼吸音评价呼吸道情况，整理床单位，记录体位引流时间。

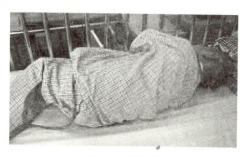 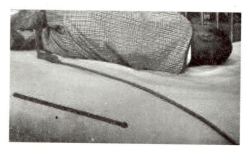

图 5-7　侧卧位　　　　　　　　　　图 5-8　后倾侧卧位

【评价】

体位引流过程中患儿未发生头晕、出汗等不适情况；听诊双肺呼吸音较前清晰，胸部 X 线片较前好转。

【健康教育】

告知患儿引流过程中若出现头晕、出汗、疲劳等情况，及时呼叫医护人员。

【注意事项】

1. 体位引流宜在饭前进行，一般早、晚各一次，防止发生呕吐引起误吸。

2. 安抚患儿，鼓励其配合体位引流操作，同时配合拍背，鼓励其咳嗽，利于痰液排出。

四、胸部叩拍技术

胸部叩拍是通过振动胸壁，间接使粘在支气管壁上的痰液松动，从而使呼吸道内分泌物易于清除和排出的一种治疗措施。

【目的】

1. 利于痰液的排出。
2. 促进患儿咳嗽。

【评估】

1. 评估患儿病情及合作程度。
2. 评估患儿听诊双肺呼吸音及痰鸣音情况。
3. 评估患儿胸背部皮肤、骨骼有无异常。

【计划】

1. 护士准备　着装整洁，洗手，戴口罩。
2. 用物准备　专用叩背器，见图5-9。

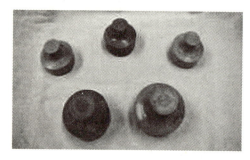

图 5-9　叩背器

3. 环境准备　病室安静整洁，光线充足。

4. 核对医嘱，携用物至患儿床旁。

5. 识别患儿身份，向患儿及家长解释胸部叩拍的目的及过程，取得配合。

【实施】

1. 协助患儿取半卧位或坐位。

2. 叩击方法

（1）手掌叩击法：多用于大于 6 个月的患儿及年长儿。护理人员五指并拢，手向内弓掌，手心能容得下一枚鸡蛋，用指腹及大、小鱼际肌叩击胸廓，按照"由上而下，由外向内"的原则，腕关节要放松，力度适中，见图 5-10。

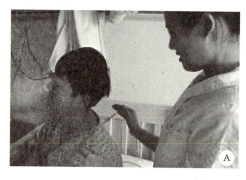
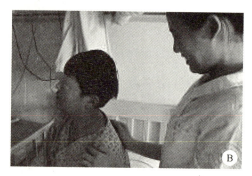

图 5-10　手掌叩击法

（2）叩背器或面罩叩击法：多用于早产儿或新生儿。力度较手掌叩击法要轻柔，方法同上。

3. 叩击完毕，协助患儿摆好舒适体位，听诊双肺呼吸音情况，整理床单位。

4. 整理用物，记录扣背时间及是否排出痰液。

【评价】

1. 患儿能自主、有效咳嗽，未发生皮肤损伤情况。

2. 听诊双肺呼吸音较前清晰，痰鸣音减少。

【健康教育】

1. 指导患儿有效咳嗽的方法，以利于排出痰液。
2. 告知患儿胸部叩拍过程中，若有胸闷等不适，及时告知医护人员。

【注意事项】

1. 患儿胸壁皮肤较薄弱，叩背时不能直接接触患儿皮肤，选择纯棉质地较薄的衣服，以免叩击时产生疼痛。
2. 叩击时避开骨突处，如脊柱、胸骨等；避免位置过低伤及脏器，如肾脏等。
3. 有规律地进行叩击，进行叩背过程中要密切观察患儿的面色、呼吸情况，鼓励其咳嗽。若发生面色发绀、呼吸费力等情况则应先暂停拍背。

五、振动排痰仪使用技术

振动排痰仪是一种通过有规律地拍打患儿肺部，起到松动痰液而易于痰液清除和咳出的一种仪器。

【目的】

1. 使患儿呼吸道内分泌物松动，易于清除和排出。
2. 保持气道通畅。

【评估】

1. 评估患儿病情、年龄及生命体征情况。
2. 评估患儿听诊双肺呼吸音及痰鸣音情况。
3. 评估患儿胸背部皮肤、骨骼有无异常。

【计划】

1. 护士准备　着装整洁，洗手，戴口罩。
2. 用物准备　振动排痰仪（图5-11）、一次性纸质叩击头罩、听诊器、免洗手消毒液。

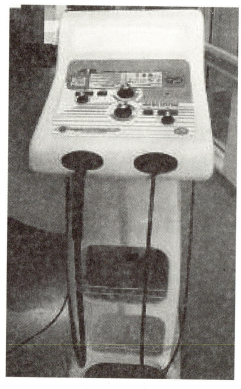

图 5-11　振动排痰仪

4. 调节时间　计时 5～10 分钟，也可根据病情延长至 20～30 分钟。

5. 操作方法　叩头轻置于患儿胸背部，无需额外用力。

（1）滑动法（图 5-15）：将叩头在患儿左右两肺上、下、左、右滑动，进行全面广泛的治疗。

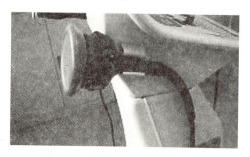

图 5-13　振动排痰仪叩击头（大）

3. 环境准备　病室安静整洁，光线充足。

4. 核对医嘱，携用物至患儿床旁。

5. 识别患儿身份，向患儿及家长解释振动排痰仪使用的目的及过程，取得配合。

【实施】

1. 协助患儿取坐位或俯卧位、侧卧位（左右交替）。

2. 连接振动排痰仪电源，检查仪器是否正常。根据患儿年龄选择合适的叩头（图 5-12 和图 5-13），将一次性纸质叩击头罩套在叩头上。

3. 调节速度控制系统，见图 5-14。

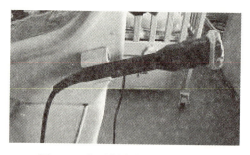

图 5-12　振动排痰仪叩击头（小）

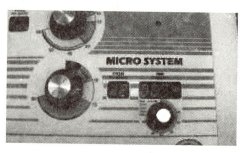

图 5-14　振动排痰仪面板

（2）固定法（图 5-16）：根据胸部 X 线片显示，将叩击头置于胸部病变严重的部位有针对性地进行物理治疗。

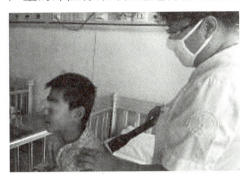
图 5-15　滑动法

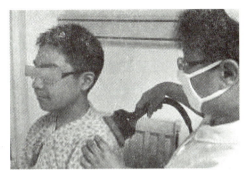
图 5-16　固定法

6. 操作完毕，为患儿整理衣物，取舒适体位。

【评价】

患儿皮肤未发生损伤；呼吸音较前清晰，胸部 X 线片病变部位较前好转。

【健康教育】

1. 指导患儿有效咳嗽的方法，以利于排出痰液。

2. 告知患儿使用振动排痰仪过程中，若有胸闷等不适，及时告知护理人员。

【注意事项】

1. 一次性纸质叩击头罩每次每人一个，防止交叉感染。较小患儿皮肤娇嫩，操作过程中应观察皮肤情况，防止由于操作用力损伤皮肤。

2. 血流动力学不稳定（包括心脏明显扩大），肺水肿，气胸，延迟关胸，术后伤口愈合不良患者不宜使用振动排痰仪。

3. 速度控制系统　婴幼儿调节 10～12CPS，儿童调节 12～15CPS，成人使用通常最初设定为 20CPS，最大不超过 35CPS。

六、经口鼻腔吸痰技术

吸痰法是利用负压吸引装置连接吸痰管清除呼吸道内分泌物的一种急救

笔 记 栏

护理技术。其主要适用于危重、昏迷及麻醉后咳嗽无力、反射迟钝或会厌功能不全等不能将痰液咳出以及误吸呕吐物的患儿。

【目的】

1. 清除呼吸道分泌物及误吸入气道的呕吐物。
2. 保持呼吸道通畅。

【评估】

1. 评估患儿病情、意识、呼吸状况及合作程度。
2. 评估口鼻腔黏膜是否正常，有无鼻中隔偏曲。
3. 评估听诊患儿双肺呼吸音情况。

【计划】

1. 护士准备　着装整洁，洗手，戴口罩。
2. 用物准备　检查负压吸引装置、根据患儿年龄备好不同型号一次性吸痰管1～2根、一次性清洁手套、10ml 0.9%氯化钠注射液2～5支，见图5-17。

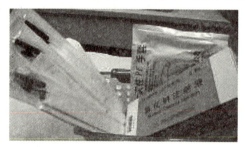

图 5-17　吸痰用物

3. 环境准备　病室安静整洁，光线充足。
4. 核对医嘱，携用物至患儿床旁。
5. 识别患儿身份，向患儿及家长解释经口鼻腔吸痰的目的及过程，取得配合。

【实施】

1. 协助患儿取平卧位，肩下垫软枕，头略后仰转向右侧。
2. 调节负压　儿童<40.0kPa，婴幼儿13.3～26.6 kPa，新生儿<13.3kPa。打开0.9%氯化钠注射液1～2支，撕开一次性吸痰管包装，暴露接口处，右手戴手套。
3. 将吸痰管末端与玻璃接头处紧密连接，左手控制吸痰管末端，右手将前端吸痰管浸入 0.9% 氯化钠溶液内试吸，判断吸痰管是否通畅，见图 5-18。

4. 右手将吸痰管轻轻插入患儿鼻腔，确保插入过程无负压，然后左手按住吸痰管末端的负压孔，一边旋转一边回抽吸痰，吸净鼻腔内分泌物。若患儿咳嗽剧烈，先暂停吸痰，让患儿休息片刻，见图 5-19。

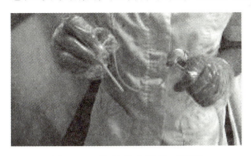
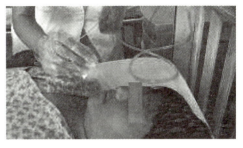

图 5-18　判断吸痰管是否通畅　　　　　　图 5-19　经口鼻吸痰

5. 吸痰完毕，用 0.9% 氯化钠溶液冲洗管道内的痰液。同样方法吸引另一侧鼻腔。

6. 更换吸痰管再吸口腔（操作同前）。

7. 吸痰完毕，将手套反折包住污染的吸痰管并拔出，进行处理。

8. 清洁患儿面部，摆好体位，听诊双肺呼吸音，评价呼吸道情况，整理床单位。

9. 记录吸痰性质、颜色、量。

【评价】

患儿呼吸平稳，规律；听诊双肺呼吸音清晰，无痰鸣音或减少。

【健康教育】

鼓励患儿咳嗽从而进行有效排痰，指导患儿家长进行正确叩背。

【注意事项】

1. 吸痰前后注意观察患儿生命体征情况，吸痰前可提高氧流量，增加氧储备。

2. 准确调节负压　吸痰方法要正确，先插管后吸引，一次性吸痰时间不应超过 15 秒，应从深部左右旋转上提，以免固定一处吸引，损伤呼吸道及口腔黏膜。

笔 记 栏

3. 吸痰时注意观察患儿面色、口唇颜色及生命体征变化。心电监测显示心率＞180次/分、口唇颜色发绀、血氧饱和度＜80%，应立即停止吸痰，提高氧流量，休息片刻。

4. 若患儿痰液黏稠可遵医嘱进行雾化吸入、拍背后再行吸痰以利于痰液引出。

七、更换胸腔闭式引流瓶技术

更换胸腔闭式引流瓶技术是指当引流瓶被污染或到预期更换时间时为保证引流通畅、预防感染更换新的引流瓶的方法。

【目的】

1. 保持引流通畅，排除胸膜腔内的积气、积液。
2. 维持胸腔两侧压力平衡。

【评估】

1. 评估患儿的病情及生命体征。
2. 评估患儿胸腔引流的情况。

【计划】

1. 护士准备　着装整洁，洗手，戴口罩。
2. 用物准备　一次性胸腔引流瓶1个，治疗巾1块，无齿止血钳2把，碘伏棉球1小杯，0.9%氯化钠注射液1000ml，无菌手套1副，胶带1卷，合适的安全固定装置，弯盘1个。
3. 环境准备　调节病室温度，环境清洁安静。
4. 核对医嘱，携用物至患儿床旁。
5. 识别患儿身份，向患儿及家长解释更换胸腔闭式引流瓶的目的及过程，取得配合。

【实施】

1. 正确连接胸腔引流瓶，注入0.9%氯化钠注射液至刻度。

2. 协助患儿取舒适体位。

3. 用血管钳十字交叉夹紧患儿引流管近心端。

4. 铺双层治疗巾，消毒新换引流瓶管连接口后放入治疗巾内层保护。

5. 戴无菌手套。

6. 消毒后分离原有引流瓶管与胸腔引流管接口连接处。

7. 取出治疗巾内层新换引流瓶管连接口，再次消毒瓶连接口与胸腔引流管连接口处两次。

8. 连接新换引流瓶与胸腔引流管。

9. 松开止血钳，标记刻度，将胸腔引流瓶悬挂在床旁，用安全装置妥善固定，应低于胸腔 60cm，见图 5-20。

10. 脱手套，协助患儿恢复舒适体位。

11. 洗手，观察、记录引流液的性状、量，见图 5-21。

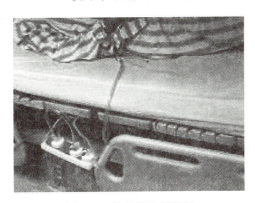

图 5-20 悬挂胸腔引流瓶

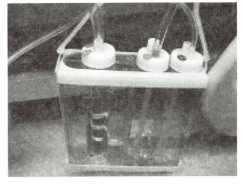

图 5-21 观察、记录引流液

【评价】

1. 胸腔引流瓶装置、连接正常，悬挂高度符合要求；引流管固定良好、通畅。

2. 更换引流瓶时，无空气进入，引流管与引流瓶连接得牢固紧密，未漏气。

【健康教育】

1. 告知患儿变换体位时勿压迫引流管或牵拉而导致管路脱出。

2. 教会患儿及家长如何观察引流液性状，如发现异常及时呼叫医护人员。

笔 记 栏

3. 告知患儿引流过程中若有胸闷、憋气、呼吸困难等，应立即呼叫医护人员。

【注意事项】

1. 挤压胸腔引流管的方法是用止血钳夹住排液管下端，双手同时由近心端向远心端挤压引流管，然后打开止血钳，使引流液流出。

2. 保持引流管通畅，观察引流液的量、颜色、性质并做好记录。若患儿血压平稳，应取半卧位以利引流。

第二节　消化系统疾病相关护理技术

一、肛门给药技术

肛门给药技术是将药物通过直肠黏膜吸收入体内的给药方法。

【目的】

1. 软化粪便。
2. 治疗给药，如用解热镇痛药。

【评估】

1. 评估患儿用药史和过敏史。
2. 评估患儿年龄及配合程度。
3. 评估患儿肛周皮肤有无发红、破溃等。

【计划】

1. 护士准备　着装整洁，洗手，戴口罩。
2. 用物准备　指套、手套、卫生纸、一次性中单、液状石蜡、便器、一次性肛管、药物（栓剂）。
3. 环境准备　安全、安静、清洁。必要时屏风遮挡，请无关人员回避等。
4. 核对医嘱，携用物至病患儿床旁。

5. 识别患儿身份，向患儿及家长解释肛门给药的目的及过程，取得配合。

【实施】

1. 协助患儿将裤脱至膝部，采取左侧卧位，使臀部靠近床沿，将一次性中单垫于臀下，见图 5-22。

2. 戴指套或手套，涂液状石蜡于栓剂前端，暴露肛门。

3. 嘱患儿张口深呼吸，尽量放松，将栓剂或肛管插入肛门内 2~5cm，见图 5-23。

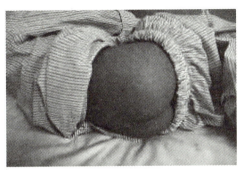
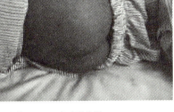

图 5-22　左侧卧位　　　　　　　图 5-23　插入肛管

4. 左手夹紧肛门口皮肤，压住肛门，加压片刻再放开。

5. 脱下手套，协助患儿穿好衣裤，取舒适卧位，整理床单位。

6. 洗手，记录给药时间并签名。

【评价】

达到预期的疗效；患儿生命体征平稳，无不良反应。

【健康教育】

1. 置入栓剂，保持侧卧位 15 分钟，以防药物栓滑脱或融化后渗出肛外。

2. 告知患儿用药过程如有不适，及时通知医护人员。

【注意事项】

1. 操作过程中，动作轻柔，避免损伤肛周黏膜。

2. 若意识不清或大小便失禁的患儿，应压住肛门，加压 5~10 分钟，并备便器。

笔记栏

二、灌 肠 技 术

灌肠技术是将一定量的液体或药物通过肛管由肛门经直肠灌入结肠，以帮助患儿清洁肠道或由肠道供给药物，达到排便、排气、缓解症状、药物直接在肠道吸收治疗疾病的技术。

【目的】

1. 刺激肠蠕动，解除便秘，排除肠内积气、积便。
2. 清洁肠道，为手术、检查做准备。
3. 为高热患儿降温。
4. 药物治疗。

【评估】

1. 评估患儿的年龄、病情、排便习惯及合作程度。
2. 评估患儿肛周皮肤、黏膜情况。

【计划】

1. 护士准备　着装整洁，洗手，戴口罩。
2. 用物准备　治疗盘内备：合适型号的肛管 1 根、灌肠筒 1 个、弯盘 1 个、凡士林 1 盒、无菌纺纱 2 块（棉签 1 包）、卫生纸数块、持物钳 1 把、量杯 1 个、水温计 1 个，另备橡胶单（或一次性看护垫）1 块、治疗巾 1 块、便盆 1 个、清洁手套 1 副，配制好的灌肠液适量（温度为 39～41℃），见图 5-24。
3. 环境准备　关闭门窗，调节病室温度至 24～25℃，拉床帘。
4. 核对医嘱，携用物至患儿床旁。

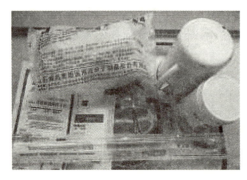

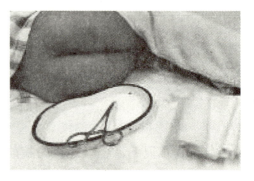

图 5-24　灌肠用物　　　　　　　　　　图 5-25　放置用物

5. 识别患儿身份，向患儿及家长解释灌肠的目的和过程，取得配合。

【实施】

1. 协助患儿取左侧卧位，双膝屈曲，脱裤至膝部或解开尿裤，臀部移向床沿。不能自我控制排便的患儿可取仰卧位，臀下垫便盆。

2. 垫橡胶单与治疗巾于臀下（或一次性看护垫），弯盘置臀部旁边，备纱布或卫生纸放在垫巾上，见图5-25。

3. 将灌肠液倒入灌肠筒内，挂在输液架上，筒内液面高于肛门40～60cm、婴幼儿高于肛门30～40cm，排气，关上调节夹，见图5-26。橡胶管前端置于弯盘内。

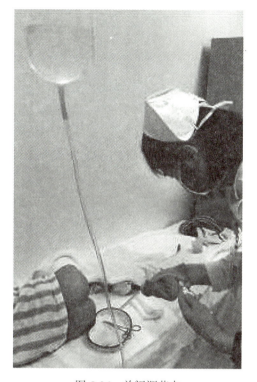

图 5-26 关闭调节夹

4. 操作者戴手套。

5. 用液状石蜡或凡士林润滑肛管前端，见图5-27。

6. 肛管接灌肠筒，排出肛管内气体，见图5-28。

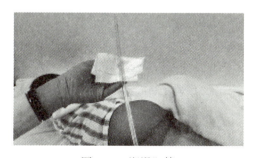

图 5-27 润滑肛管

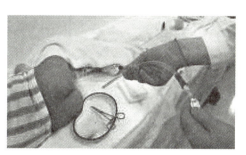

图 5-28 排出肛管内气体

7. 左手取一块纱布分开臀部，暴露肛门，嘱患儿深吸气，右手将肛管轻轻插入直肠。根据患儿年龄，插入深度不同，一般5～7cm，婴幼儿为2.5～4cm，见图5-29。

8. 固定肛管，开放管夹，使灌肠液缓慢流入。

笔记栏

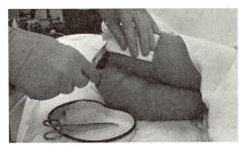

图 5-29   插入肛管

9. 灌肠液将要流尽时，以持物钳夹紧橡胶管，右手取纱布包住肛管并使其折曲，然后缓慢拔出，从接头处取下肛管并放入弯盘内，用卫生纸擦净肛门。

10. 脱去手套，协助患儿取舒适平卧位，整理床单位，清理用物。

11. 观察排便状况，取出便器、橡胶单和垫巾，开窗通风。

12. 洗手，记录灌肠结果。

【评价】

患儿排出大便、积气，自述感觉舒适，腹部膨隆缩小；患儿体温较前降低。

【健康教育】

1. 灌肠后嘱患儿平卧，尽可能保留 5～10 分钟后再排便。

2. 告知患儿灌肠过程中若感觉腹胀或有便意，可张口呼吸，以减轻腹压。

3. 告知患儿灌肠过程中若有不适，及时提醒护理人员。

【注意事项】

1. 灌肠液温度一般为 39～41℃，用于降温的灌肠液温度为 28～32℃。患儿中暑用 4℃ 0.9% 氯化钠溶液灌肠。肝性脑病患儿禁用肥皂水灌肠，以减少氨的产生和吸收。

2. 注意灌注的速度和量，液体流入受阻，可稍移动或挤捏肛管。若患儿不能自主排便或手术要求肠道清洁度高的患儿，采用清洁洗肠法。

3. 灌肠中注意观察病情变化。如发现患儿面色苍白、速脉、出冷汗、剧烈腹痛等应立即停止灌肠，并报告医生处理。

4. 急腹症、消化道出血、严重心血管疾病患儿不宜做大量不保留灌肠。

三、巨结肠洗肠技术

巨结肠洗肠技术是针对先天性巨结肠患儿，清理其肠腔内的积粪、积气，促进肠蠕动，减轻腹胀，减轻炎症对肠道黏膜的刺激及水肿，减少手术中粪便污染的一种洗肠方法。

【目的】

1. 清除结肠内积存的大便，解除梗阻，减轻腹胀。

2. 缓解肠管张力，改善血液循环，促进肠壁炎症恢复，使肠管缩瘪，为手术做好准备。

【评估】

1. 评估患儿的年龄、病情、病变部位、肠道状况。

2. 评估患儿肛周皮肤、黏膜情况。

3. 评估患儿精神状态和配合程度。

【计划】

1. 护士准备　着装整齐，洗手，戴口罩。

2. 用物准备　视患儿年龄及腹胀程度备温盐水（40～42℃）、500ml量杯、灌肠器、肛管（其粗细及软硬程度视患儿情况而定，年龄小的患儿及长段性的巨结肠患儿可采用纯硅胶双腔气囊导尿管）、扁便盆1个、看护垫2块、一次性弯盘1个、方纱数块、医用液状石蜡、水温计、清洁手套、卫生纸，见图5-30。

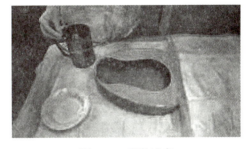

图5-30　用物准备

3. 环境准备　关闭门窗，调节病室温度至24℃以上。

4. 核对医嘱，带患儿到处置室。

5. 识别患儿身份，向患儿及家长解释灌肠的目的、配合方法和灌肠时的感觉，让患儿先排尿，取得其配合。

【实施】

1. 患儿取仰卧位，双膝屈曲，脱裤至膝部或解开尿裤，臀下垫一次性看护垫，扁便盆置于臀下。

2. 将温盐水倒入量杯中待用。

3. 操作者站于患儿右侧，用方纱蘸取液状石蜡润滑肛管前端 5～10cm 及患儿肛门处皮肤。左手分开肛门处皮肤，显露肛门，右手持肛管轻轻插入肛门内，直至穿过狭窄段，到达扩张段（有爆破样排气、排便），见图 5-31～图 5-33。

4. 操作者左手固定肛管，右手持灌肠器抽吸量杯内的温盐水 20～50ml，自肛管缓缓注入结肠内，反折肛管。协助者站于患儿右侧，待注水完毕后，轻轻按顺时针方向按揉腹部，使灌注液在肠管内流动。按揉数秒后，操作者放开肛管，将稀释的粪便排出或抽出，见图 5-34～图 5-36。

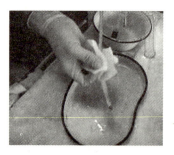 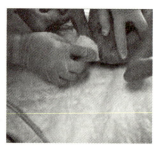 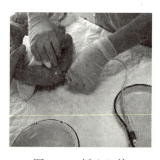

图 5-31　润滑肛管前端　　　图 5-32　润滑肛门处皮肤　　　图 5-33　插入肛管

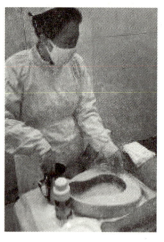 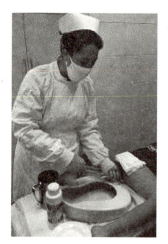 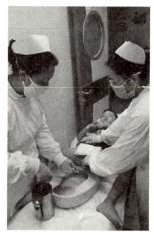

图 5-34　抽吸盐水　　　　　图 5-35　注入盐水　　　　　图 5-36　配合按揉腹部

5. 两人共同配合，如此反复灌洗，直至水清。

6. 洗肠毕，为患儿洗净臀部，穿好衣裤，送至床位。

7. 回灌肠室清理用物，弯盘及肛管先在消毒剂中浸泡，再清洗消毒。

8. 洗手，记录洗肠结果。

【评价】

患儿排出大量粪便及大量气体；患儿腹胀缓解。

【健康教育】

1. 灌肠治疗期间，患儿需无渣饮食，禁食水果及粗纤维蔬菜，减少洗肠过程中的堵管现象。

2. 告知患儿灌肠过程中若有不适，及时提醒护理人员。

3. 告知患儿灌肠过程中若感觉腹胀或有便意，可张口呼吸，以减轻腹压。

【注意事项】

1. 灌洗过程中，应注意等量出入，并注意观察患儿的面色、呼吸等，发现异常应停止洗肠并报告医生。

2. 如注水受阻或抽吸不出时，应拔除，检查肛管是否被粪便堵塞并采取相应措施。也可移动肛管位置后再注水，使粪便排出或抽出。

3. 如患儿有粪石，可视情况于洗肠后注入液状石蜡 20～30ml，并打入气体，使液状石蜡保留，以软化硬粪块，便于次日彻底清洗。

4. 如患儿腹胀明显，排出量不足时，可于洗肠后将肛管保留，使余留粪便和气体排出体外。

5. 反复洗肠、插管易刺激黏膜充血，甚至出血、穿孔，因此插管时动作应轻柔，肛管上多涂液状石蜡。协助者按摩腹部时不可过于用力。对插管特别困难者，也可保留肛管，避免肠穿孔的发生。新生儿及合并结肠炎的患儿更应注意。

四、胃肠减压技术

胃肠减压技术是利用负压吸引原理，将胃管从口腔或鼻腔插入，通过胃管将积聚于胃肠道的气体和液体吸出，以降低胃肠道内压力，减少胃肠膨胀程度，改善胃肠壁血液循环，有利于炎症的局限，促进伤口愈合和胃肠功能恢复的一种治疗方法。

【目的】

1. 减轻胃肠道的扩张。
2. 清除胃肠道内的气体、血液和分泌物。
3. 保持术后胃内减压，并有利于胃肠吻合手术后的愈合。
4. 抽吸胃液，减少胰液分泌。

【评估】

1. 评估患儿的病情、意识状态及合作程度。

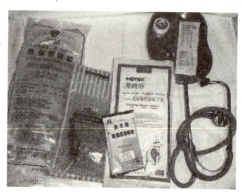

图 5-37　胃肠减压用物

2. 评估患儿的鼻腔是否通畅，有无鼻黏膜损伤及鼻中隔偏曲。

【计划】

1. 护士准备　着装整齐，洗手，戴口罩。
2. 用物准备　治疗盘 1 个，治疗巾 1 块，一次性胃管，10～20ml 注射器 1 个，0.9% 氯化钠注射液 10ml 若干支，纱布 2 块，棉签 1 包，胶带 1 卷，听诊器 1 个，别针 1 个，无菌手套 1 副，弯盘 1 个，负压吸引装置 1 套，见图 5-37。
3. 环境准备　病房内采光良好，温湿度适宜，保护隐私的围帘或屏风。
4. 核对医嘱，携用物至患儿床旁。
5. 识别患儿身份，并向患儿及家长解释胃肠减压的目的及过程，取得配合。

【实施】

1. 协助患儿取舒适体位。
2. 清洁鼻腔，打开无菌包，铺无菌巾于颌下，置弯盘于口角旁。
3. 测量所需插入的胃管长度（婴儿从发迹到剑突，或鼻尖至耳垂再到剑突的长度），检查是否通畅，并做标记，见图 5-38。
4. 用 0.9% 氯化钠注射液纱布润滑胃管前端。
5. 从鼻腔或口腔插胃管进入胃内，嘱患儿头稍后仰，见图 5-39，通过咽部时可做吞咽动作，昏迷者可托起头部做仰头、俯首动作。

6. 检查胃管在胃内的方法　①抽胃液，并确证为酸性胃液（图 5-40）；②注入空气 10ml 听诊有气过水声（图 5-41）；③胃管末端置入盛水碗中，无气泡出现（图 5-42）。

7. 将胃管用胶布固定在鼻翼及面颊部，见图 5-43，胃管连接负压引流瓶，见图 5-44。

8. 用别针将负压瓶固定于床单上，见图 5-45。

9. 协助患儿取舒适体位，整理床单位。

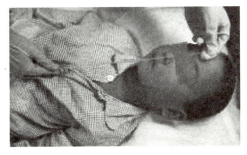

图 5-38　测量插入长度

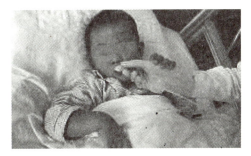

图 5-39　插入胃管

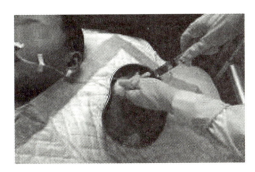

图 5-40　抽胃液判断

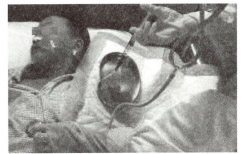

图 5-41　注入空气判断

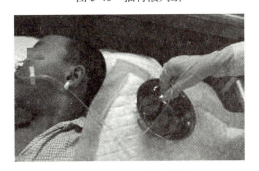

图 5-42　有无气泡判断

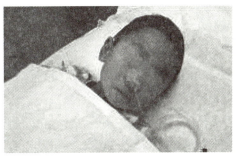

图 5-43　固定胃管

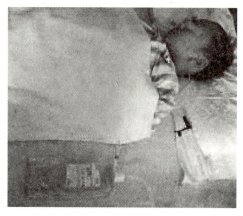

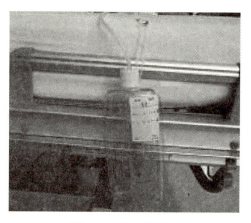

图 5-44　胃管连接引流瓶　　　　　　图 5-45　固定引流瓶

10. 洗手，记录胃管置入的时间及胃液性状。

【评价】

1. 操作者动作轻柔、准确，患儿及家长满意操作过程。
2. 胃管置入过程顺利，成功引流出胃内容物。
3. 胃肠减压引流连接正确，保证有负压吸引。

【健康教育】

1. 告知患儿翻身时注意保护胃管，防止脱出。
2. 告知患儿及家长遵医嘱胃肠减压期间暂禁食、水，保持口腔清洁。

【注意事项】

1. 插管动作轻柔，特别是在胃管通过食管狭窄处（环状软骨、平气管分叉处、食管通过膈肌处），避免损伤食管黏膜。

2. 插管过程中如患儿发生呛咳、呼吸困难、发绀等表示已插入气管，应立即将胃管拔出，休息片刻再重新插入。

3. 及时挤压负压引流瓶，保持其内负压，确定有效吸引。妥善固定胃肠减压装置，留置期间加强口腔护理。

4. 观察引流液的色、质、量及腹胀的变化，排气、排便症状、体征，做好记录，发现异常立即报告医生。

五、洗 胃 技 术

洗胃是将一定成分的液体通过胃管注入胃内，混合胃内容物后再抽出的方法，目的是消除或减轻毒物的吸收。

【目的】

1. 清除胃内毒物或刺激物，避免毒物吸收。
2. 减轻胃黏膜水肿。
3. 清洁胃腔，为手术做准备。

【评估】

1. 评估患儿的年龄、意识状态及合作程度。
2. 评估患儿的生命体征。

【计划】

1. 护士准备　着装整齐，洗手，戴口罩。
2. 用物准备　①备齐物品：治疗盘1个，一次性胃管1根，20ml或50ml注射器1个，治疗巾1块，无菌纱布1包，无菌手套1副，一次性药碗1个，胶带1卷，水溶性润滑剂或0.9%氯化钠注射液1瓶，听诊器1个，污物瓶1个。②按医嘱配置洗胃溶液。
3. 环境准备　关闭门窗，屏风遮挡。
4. 核对医嘱，携用物至患儿床旁。
5. 识别患儿身份，向患儿及家长解释洗胃的目的及过程，取得配合。

【实施】

1. 协助患儿取平卧位，头偏向一侧，铺治疗巾于颈下胸前（清醒患儿能独坐者可采取45°坐位）。
2. 同胃肠减压放置胃管法。用胶布将胃管固定在鼻翼及面颊部，以防滑脱。
3. 胃管末端连接注射器，必要时可留取胃内容物送检。
4. 洗胃　①先用注射器抽净胃内容物，见图5-46。②注入灌洗液，再

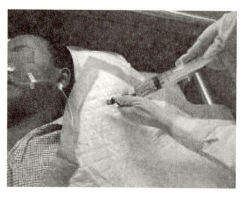

图 5-46　抽净胃内容物

抽出，弃去，如此反复冲洗至抽出液清亮、无味为止，见图 5-47。

5. 拔胃管　用纱布包裹胃管末端，反折胃管，嘱患儿屏住呼吸迅速将胃管拔出。

6. 脱去手套，协助患儿漱口，清洁患儿口、鼻、面部，给予取舒适体位。

7. 整理用物，记录洗出液性质、总量。

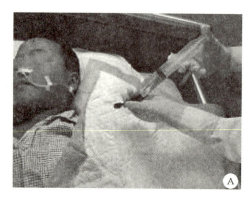
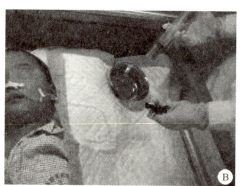

图 5-47　反复冲洗

【评价】

1. 洗胃过程中患儿未发生任何不良反应。
2. 胃管固定良好、通畅。胃内容物清除干净。

【健康教育】

1. 指导患儿洗胃过程中不随意移动身体，如有需要经护理人员允许，可适当变换体位。

2. 指导护理人员洗胃过程中注意观察病情变化，面色、意识、呼吸等情况，发现异常立即停止洗胃，报告医生对症处理。

【注意事项】

1. 每次注入洗胃液量：新生儿 5ml，幼儿 50～100ml，年长儿 200ml；

洗胃液温度：37～38℃。严禁一次灌入过多洗胃液，以免造成急性胃扩张。

2. 毒物不明者，用温开水或 0.9% 氯化钠注射液洗胃；毒物明确者用拮抗剂洗胃；强酸、强碱中毒者，严禁洗胃。

3. 对昏迷、危重患儿应实施心电监护，在监测下洗胃。

六、更换腹腔引流袋技术

更换腹腔引流袋技术是指当腹腔引流袋被污染或到预期更换时间时为保证引流通畅、预防感染更换新的引流袋的方法。

【目的】

1. 保持引流通畅，预防感染。
2. 排除腹腔脓液和坏死组织，防止感染扩散。
3. 保证伤口良好愈合。

【评估】

1. 评估患儿的病情、生命体征。
2. 评估患儿腹腔引流液的情况。
3. 评估患儿腹腔引流置管处的伤口情况。

【计划】

1. 护士准备 着装整洁，洗手，戴口罩。

2. 用物准备 治疗盘 1 个，治疗巾 1 块，血管钳 1 把，别针 1 个，一次性引流袋 1 个，无菌手套 1 副，无菌纱布 2 块，换药包 1 个，碘伏，无菌棉球，见图 5-48。

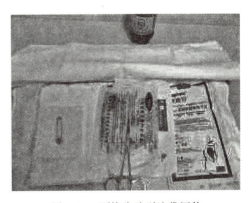

图 5-48 更换腹腔引流袋用物

3. 环境准备 调节病室温度，环境清洁安静。

4. 核对医嘱，携用物至患儿床旁。

5. 识别患儿身份，向患儿及家长解释更换引流袋的目的及过程，取得配合。

【实施】

1. 协助患儿取舒适体位。

2. 检查患儿伤口，暴露腹腔引流管，松开别针，注意保暖。铺双层治疗巾保持无菌。

3. 打开引流袋外包装，将引流袋管口置于治疗巾内层。

4. 用血管钳夹住引流管尾端上 3cm 处，戴无菌手套。

5. 取碘伏棉球消毒引流管与引流袋连接口部分两次，左手取无菌纱布捏住连接处的引流管部分，脱开连接处从而与引流袋管分离开，见图 5-49。将换下的引流袋管接口用另外一块纱布包裹，妥善放置。

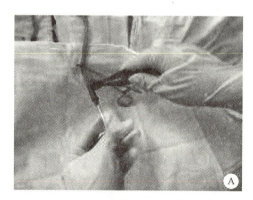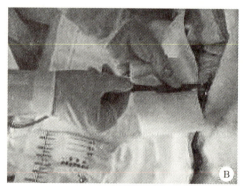

图 5-49　消毒、分离引流管和引流袋
A. 消毒；B. 分离

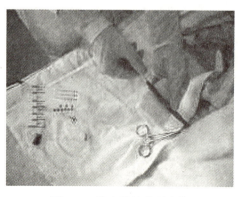

图 5-50　换上清洁的引流袋

6. 取碘伏棉球消毒引流管内口两次。

7. 接上清洁的引流袋管口，见图 5-50。

8. 放开血管钳并观察引流管是否通畅，见图 5-51。

9. 将引流袋用别针妥善固定在床旁低于伤口的位置，见图 5-52。

10. 脱手套，标记引流袋更换时

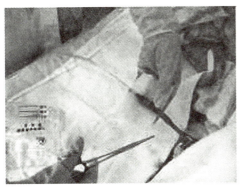

图 5-51　放开血管钳

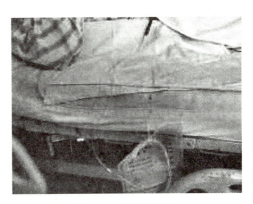

图 5-52　固定引流袋

间，协助患儿取舒适体位。

11. 记录引流液的性状和量。

【评价】

1. 引流管内口无污染，消毒规范，引流袋固定良好。

2. 引流管固定牢固、通畅，无引流液倒流现象发生。

【健康教育】

1. 告知患儿变换体位时勿压迫引流管或牵拉而导致管路脱出。

2. 教会患儿及家长如何观察腹腔引流液性状，如发现异常及时呼叫医护人员。

【注意事项】

1. 观察引流液的颜色、量、性状、气味，准确记录 24 小时引流量。

2. 观察引流管周围皮肤有无红肿、破损，观察引流液是否外漏或渗出。

3. 如发现引流量突然减少或患儿突感腹胀伴发热，及时检查管腔有无阻塞或引流管脱落。

第三节　重症监护操作技术

一、床边多功能监护仪操作技术

床边多功能监护仪由心电信号输入、显示器、记录器、报警装置及其他

笔 记 栏

辅助装置组成，通过在患儿的体表放置电极片，由导线连接到监护仪上，可以实时、动态、连续监测患儿的心电图、血压、呼吸、血氧饱和度等参数的变化。

【目的】

实时监测患儿心脏搏动的频率、节律以及血压、呼吸、血氧饱和度等参数。

【评估】

1. 评估患儿年龄、病情及合作程度等。

2. 评估患儿胸前区皮肤是否有破溃、疖肿、瘢痕。

3. 评估病室环境有无电磁波干扰。

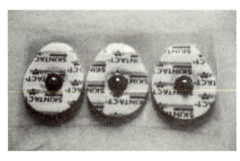

图 5-53　电极片

【计划】

1. 护士准备　着装整洁，洗手，戴口罩。

2. 用物准备　心电监护仪、心电血压、血氧饱和度插件及连接导线、电极片（图 5-53）。

3. 环境准备　病室安静、清洁、明亮。必要时请无关人员回避。

4. 核对医嘱，携用物至患儿床旁。

5. 识别患儿身份，向年长患儿及家长解释多功能监护仪使用的目的及过程，取得理解与配合。

【实施】

1. 连接心电监护仪电源，打开主机开关。

2. 协助患儿取平卧或半卧位，选择大小合适的电极片贴于胸腹部皮肤完整处，正电极位于左锁骨下（黑），负电极位于右锁骨下（白），接地电极可放于任何位置（常位于左胸大肌下）（红），见图 5-54。如有污垢可用温水擦拭干净后再贴。

3. 连接心电导联线，屏幕上显示心电波形和呼吸波形。

4. 根据情况选择所需要的心电导联，一般选择Ⅱ导联作为显示波形，调节波幅，根据年龄、病情、基础心率等设置心率和呼吸适当的报警范围。

5. 将血氧饱和度指套夹在患儿手指末端，读取数值，见图 5-55。

6. 根据患儿年龄选择血压测量模式。排尽袖带中气体，缠绑袖带，测血压，见图 5-56。

7. 整理用物，记录屏幕上显示的心率、呼吸、血氧饱和度及血压数值，见图 5-57。

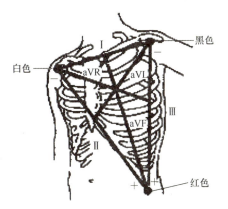

图 5-54　安放电极片

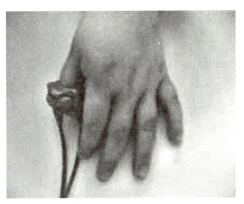

图 5-55　正确安放血氧饱和度指套

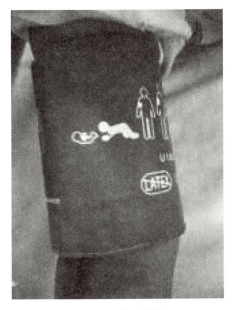

图 5-56　放置袖带

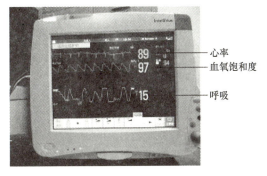

图 5-57　结果记录

【评价】

心电示波波形清晰、无干扰；血氧饱和度探头接触良好，数值正常；血压袖带位置及松紧合适。

【健康教育】

1. 告知患儿不要自行移动或摘除电板片及血氧饱和度探头。

2. 告知家属避免在监护仪附近使用手机，以免干扰监护波形。学会观察电极周围皮肤情况，如有痒痛感或其他异常应及时报告护士。

【注意事项】

1. 放置电极片时，应避开伤口、瘢痕、中心静脉插管、起搏器及电除颤时电极板的放置部位，避开乳头、乳晕位置。

2. 密切监测患儿异常心电波形，排除各种干扰和电极脱落，及时通知医生处理；带有起搏器的患儿要区别正常心律与起搏心律。

3. 定期更换电极片及其粘贴位置，注意皮肤的清洁。

4. 机器的报警应处于开启状态。正常值为各年龄段正常生命体征的±10%，否则为异常。

5. 休克、体温过低、低血压或使用血管收缩药物、贫血、偏瘫、指甲过长、周围环境光照太强、电磁干扰及涂抹指甲油等都对监测结果有影响。

6. 定期更换血氧饱和度指套的位置，以免皮肤受损或血液循环受阻。

7. 血压测量和血氧饱和度测量不要在同一侧肢体上进行。

二、微量泵（推注泵）操作技术

微量泵（推注泵）是一种可以精确连续输注液体药物的装置，将 ml/h 的推注速度换算为 μg/（kg·min）或者 μg/min 后将药液匀速连续地注入患儿的血管内。

【目的】

持续精确地输入各种药物，保持稳定的输液速度。

【评估】

1. 评估患儿病情及合作程度。
2. 评估患儿静脉穿刺部位有无红肿。

【计划】

1. 护士准备　着装整洁，洗手，戴口罩。

2. 用物准备　治疗车、微量泵（推注泵）（图 5-58）、50ml 注射器、输液泵延长管、护理记录单、输液条、治疗盘、药品、止血带、一次性垫巾、

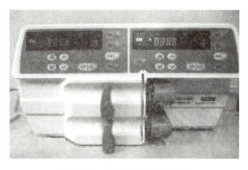

图 5-58　微量泵（推注泵）

输液贴、皮肤消毒液、棉签、手消毒液，必要时备电源插座。

3. 环境准备　清洁、安全、光线明亮。

4. 核对医嘱，携用物至患儿床旁。

5. 识别患儿身份，向年长患儿及家长解释使用微量泵（推注泵）输液的目的及过程，取得配合。

【实施】

1. 用 50ml 注射器抽取配置液，连接输液泵延长管，排气。

2. 协助患儿排尿或更换尿裤，取舒适卧位。微量泵（推注泵）置于床旁稳妥位置，接通电源。将 50ml 注射器放入针筒座半圆槽中。

3. 打开电源开关，调节液速，然后按启动键，开始时可先按快进键，使针头上有药液排出，之后关闭快进键。

4. 连接静脉输液系统，检查显示器上显示的速度，准确无误后打开

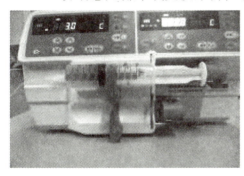

图 5-59　微量泵使用图示

开关，开始输液，见图 5-59。

5. 整理用物，在护理记录单上签执行时间。

【评价】

微量泵（推注泵）运行正常，输液速度稳定；静脉穿刺针固定良好，穿刺处无红肿。

【健康教育】

1. 告知患儿和家长微量泵（推注泵）使用过程中不可自行调节。
2. 告知患儿若输液部位发红、疼痛，及时呼叫医护人员。

【注意事项】

1. 如需调整输液速度，先按停止键，再调整速度，然后按启动键；更换药液时，应暂停输注，更换完毕复查无误后，再按启动键。
2. 由于延长管比较长，应妥善放置，避免延长管脱垂地面造成污染。持续使用时，每 24 小时更换注射器和输液泵延长管。
3. 更换药液时要防止空气进入，同时禁止回抽血液或非意图性地注入药液，尤其是连续输注的血管活性药。
4. 药物之间有配伍禁忌，或输注同一种药物但浓度不同时，应更换延长管；需避光的药液，应用避光注射器抽取药液，并使用避光泵管。

三、输液泵操作技术

输液泵是一种可以将药物精确、恒定地泵入体内的仪器。

【目的】

精确持续地输入各种药物，保持稳定的输液速度。

【评估】

1. 评估患儿病情及合作程度。
2. 评估患儿静脉穿刺部位有无红肿。

【计划】

1. 护士准备　着装整洁，洗手，戴口罩。
2. 用物准备　治疗车、输液泵、可与输液泵配套使用的输液器、护理记录单、输液条、治疗盘、药品、注射器、止血带、一次性垫巾、输液贴、皮肤消毒液、棉签、手消毒液，必要时备电源插座。
3. 环境准备　清洁、安全、光线明亮。

笔 记 栏

4. 核对医嘱，携用物至患儿床旁。

5. 识别患儿身份，向年长患儿及家属解释使用输液泵输液的目的及过程，取得配合。

【实施】

1. 协助患儿排尿或更换尿裤，取舒适卧位。

2. 妥善固定输液泵并接通电源，确认蓄电池充电指示灯点亮，见图 5-60。

3. 将所输液体挂在输液架上，排气至针头处。打开输液泵电源开关，将输液管装入输液泵中。

（1）向右拨机内止水夹。

（2）将管路垂直放入管槽，检查管路是否在气泡探测器及压力传感器部位，安装合适，见图 5-61。

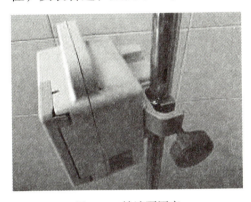
图 5-60　输液泵固定

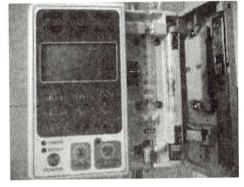
图 5-61　输液泵内部图（安装管路）

（3）关上泵门，压下门夹。

4. 正确安装滴数传感器　用手指按下滴数传感器两端，将传感器安装在滴口与壶内液面之间，见图 5-62。

5. 设定管路滴数参数　设定对应管路（滴 /ml）参数。

6. 设定输液速度　确定显示为"D.RATE"时，按输入键设定输液速度，根据医嘱设定输液速度。

7. 设定输液限量　按下"SELECT"键，确定显示为"D.LIMIT"时，按输入键设定输液限量（初始值显示为"—"，为无限量），根据医嘱设定，见图 5-63。

8. 连接静脉输液系统，放开手动止水阀。

9. 整理用物，记录输液时间。

笔 记 栏

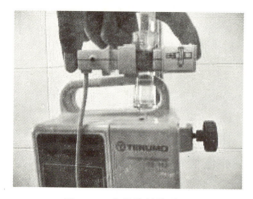

图 5-62　安装滴数传感器

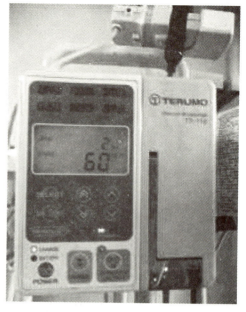

图 5-63　设定输液限量使用图示

【评价】

输液泵运行正常，输液速度稳定；静脉穿刺针固定好，穿刺处无红肿。

【健康教育】

1. 告知患儿和家长微量泵（推注泵）使用过程中不可自行调节。
2. 告知患儿若输液部位发红、疼痛，及时呼叫医护人员。

【注意事项】

1. 输液泵使用过程中，具有一定的压力，输注时应注意观察患儿穿刺部位液体有无渗漏并及时处理；输注速度缓慢时应注意观察有无回血/导管堵塞的现象。更换时，应事先配好药液，尽量缩短中断给药时间。

2. 特殊用药需有特殊标记，避光药物需用避光输液泵管。

3. 输血时应该使用可用于输血的输液泵，以防造成血细胞破坏。

4. 使用中，如需更改输液速度，则先按停止键，重新设置后再按启动键；如需打开输液泵门，应先夹闭输液泵管。

5. 持续使用时，每 24 小时更换输液管道。

四、简易人工呼吸气囊使用技术

人工呼吸气囊是进行人工通气的简易工具。其适用于心肺复苏及需人工呼吸急救的场合。

【目的】

1. 维持和增加机体通气量。
2. 尽快恢复呼吸循环功能。

【评估】

1. 评估患儿病情、年龄、意识状态，有无使用简易呼吸器的禁忌证。
2. 评估患儿面色、呼吸及胸廓起伏等，判断自主呼吸情况。

【计划】

1. 护士准备　着装整洁，洗手，戴口罩。

2. 用物准备

（1）根据患儿年龄选择大小适宜的呼吸气囊和面罩、连接管、氧气、导管、弯盘、纱布，见图5-64～图5-66。

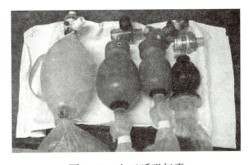

图 5-64　人工呼吸气囊

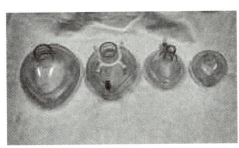

图 5-65　面罩

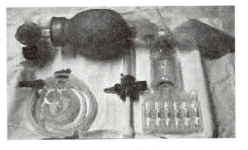

图 5-66　相关用物

（2）医嘱单、护理治疗单、护理记录单。

3. 环境准备　光线充足、干净整洁，必要时屏风遮挡，请无关人员回避等。

4. 核对医嘱，携用物至患儿床旁。

【实施】

1. 双手拍击患儿双肩并大声呼唤患儿，观察有无反应。

笔 记 栏

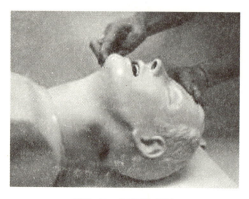

图 5-67　压额抬颏法

2. 呼唤他人协助抢救。

3. 去枕平卧，头偏向操作者一侧，弯盘置于嘴角处，清除口鼻腔分泌物。

4. 连接面罩、呼吸气囊与氧气装置，打开氧气装置，流量调到 10L/min，使储气袋充盈。

5. 压额抬颏法打开患儿气道一手置于患儿前额，手掌用力向后压使其头后仰；另一手手指放在患儿下颌骨下方，将颏部抬起，见图 5-67。

6. 面罩盖住患儿的口鼻部。采用"EC"手法固定，即左手中指、环指、小指勾起患儿下颌角往上提呈"E"形；拇指、示指分别固定面罩呈"C"形；右手五指张开挤压呼吸囊，深度为 1/3～1/2，频率为 16～20 次 / 分，见图 5-68。

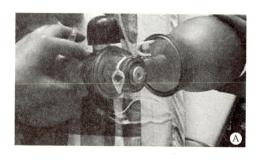

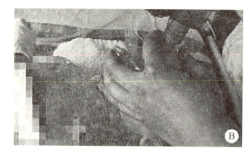

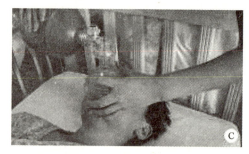

图 5-68　"EC"手法
A. 面罩盖住患儿口鼻；B、C. "EC"手法固定

7. 观察患儿胸廓是否随着气囊的挤压而起伏，面色、甲床、末梢循环情况。若患儿面色转红润、末梢循环转好、呼吸规律、可触及颈动脉搏动，提示复苏成功。

8. 遵医嘱予以氧气吸入，调节氧流量。

9. 清洁患儿面部，整理衣物，取舒适体位。

【评价】

患儿呼吸平稳，缺氧情况改善。

【健康教育】

告知患儿若有胸闷、呼吸困难等不适，及时呼叫医护人员。

【注意事项】

1. 呼吸面罩的尖端应朝向鼻部，以保证通气效果。
2. "EC"手法固定患儿时，面罩一定要全面盖住口鼻，以防漏气。
3. 若复苏不成功，患儿仍没有自主呼吸应急行气管插管，在固定气管插管前应将呼吸气囊与气管插管连接，保证有效通气。

五、小儿心肺复苏技术

心肺复苏术是指对心搏和呼吸停止的患儿所采取的以恢复循环、呼吸和中枢神经系统功能为目的的急救措施。

【目的】

恢复自主呼吸及有效循环。

【评估】

1. 评估患儿意识状态、自主呼吸情况及大动脉搏动情况。
2. 评估环境是否安静、安全、清洁。

【计划】

1. 护士准备　着装整洁，洗手，戴口罩。
2. 用物准备　简易呼吸器，复苏板，吸氧管，护理记录单，急救车。
3. 环境准备　光线充足、干净整洁，必要时屏风遮挡，请无关人员回避等。
4. 携用物至患儿床旁。

【实施】

1. 判断患儿意识　双手拍击患儿双肩，并附在双侧耳边大声呼叫，如呼之

笔 记 栏

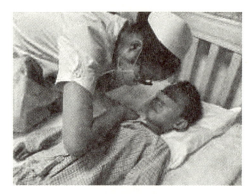

图 5-69 判断患儿意识

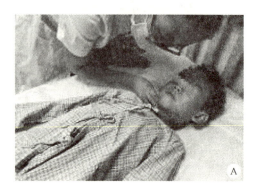

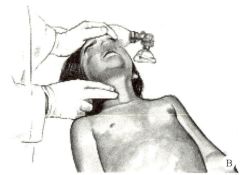

图 5-70 判断颈动脉搏动

不应，呼叫医生护士帮忙，准备急救车和除颤仪，见图 5-69。

2. 判断患儿生命体征　心电示波，同时环顾肢体一周，查看肢体有无活动及有无自主呼吸。

3. 判断是否有大动脉搏动　用右手中指和示指从气管环状软骨处划向近侧颈动脉搏动处，判断时间为 10 秒钟以内，见图 5-70。

4. 摆放体位　仰卧位，垫复苏板，头偏向一侧，松解衣领及腰带。

5. 开放通畅呼吸道（airway，A）　施行人工呼吸前，须用手指或吸引法清除患儿口咽部分泌物、呕吐物及异物。去枕，采取压额抬颏法开放气道。

6. 人工呼吸（breathing，B）

（1）口对口人工呼吸法：适用于现场抢救，护士位于患儿一侧，用手将下颌向前上方托起，另一手拇指、示指捏紧患儿鼻孔，对准患儿口腔将气体吹入，停止吹气后，立即放开患儿鼻孔。对于 2 个月以下小婴儿，术者可用嘴完全覆盖患儿口鼻吹气。呼吸频率：儿童为 18～20 次/分，婴幼儿为 30～40 次/分。

（2）复苏器人工呼吸法：护士右手节律性地挤压、放松气囊；左手以"EC"手法固定口罩，使其与患儿面部密闭并开放气道，见图 5-71。通气量以胸廓起伏为宜。不同年龄段患儿胸外按压与人工通气比例见表 5-1。

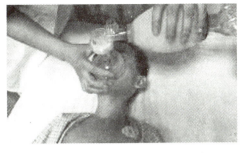

图 5-71 复苏器人工呼吸法（左手以
"EC" 手法固定口罩）

表 5-1 不同年龄段患儿胸外按压方法

年龄	手法	按压/通气比值
新生儿	双指法（示、中指）	3：1 单人、双人
	双掌环抱法	单人 30：2； 双人 15：2
其他年龄段儿童	单掌法	30：2 单人、双人
	双掌法	30：2 单人、双人

7. 人工循环（circulation，C）和胸外心脏按压 年长儿用双掌法，将手掌重叠置于患儿胸骨中下 1/3 交界处，亦可置于乳头连线下方 1cm 处。按压深度为胸腔前后径的 1/3，儿童约为 5cm，婴儿为 4cm，按压频率至少为 100 次/分。对幼儿可用单掌或平卧位双指按压；对婴儿、新生儿多用环抱法，即用双手围绕患儿胸部，用双拇指或重叠的双拇指按压，见图 5-72。

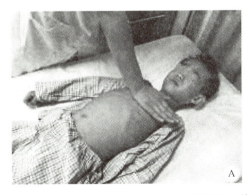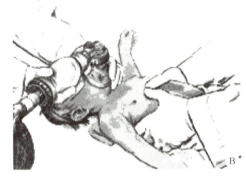

图 5-72 胸外心脏按压
A. 单掌法；B. 环抱法

8. 持续操作 5 个周期后，评估复苏是否有效（是否有呼吸音、是否有大动脉搏动）。

9. 如复苏成功，撤出复苏板。检查患儿双侧瞳孔，观察面色、口唇、甲床等处皮肤色泽及末梢皮肤温度。

10. 安置患儿于舒适体位，继续给予高级生命支持。

11. 整理用物，在护理记录单上记录抢救过程、患儿生命体征。

笔 记 栏

【评价】

患儿心肺复苏成功。患儿胸骨、肋骨完好，其他脏器有无损伤。

【健康教育】

告知患儿复苏成功后若有胸闷、呼吸困难等不适，及时呼叫医护人员。

【注意事项】

1. 按压时尽量减少中断，保证每次按压后胸廓回弹。

2. 胸外按压的位置必须准确，按压力度要适宜，过大过猛容易使胸骨骨折，按压力度过轻不足以推动血液循环。

3. 怀疑有颈部损伤者须采用托举下颌法开放气道，而不能使用压额抬颌的方法。

4. 保证按压频率及按压深度。肘关节伸直，凭借体重、肩臂的力量垂直向患儿脊柱方向挤压。

5. 新生儿心肺复苏流程为 A—B—C。

六、心脏电复律技术

电复律是利用高能脉冲直接或经胸壁作用于心脏，使心脏各部位心肌在瞬间同时除极，从而中断折返，由窦房结重新控制心律，使异位心律立即中断转为窦性心律的方法。电复律根据电脉冲与心动周期的关系分为同步复律和非同步复律两种。同步电复律依靠患儿心电图上自身 R 波触发，即放电与心搏同步，适用于心房颤动、心房扑动、药物或兴奋神经无效的室上速、阵发性室性心动过速；非同步电复律无需 R 波触发，可在任何时期放电，仅适用于心室纤颤。

【目的】

1. 纠正心律失常。
2. 恢复心脏有效循环。

【评估】

1. 评估患儿心律失常的类型、意识状态、目前病情、年龄、体重。

2. 评估环境是否安全、安静，必要时使用屏风遮挡。

【计划】

1. 护士准备　着装整洁，洗手，戴口罩。

2. 用物准备　除颤仪（图5-73），导电糊或盐水纱布数块，电极板，护理记录单，急救车。

3. 环境准备　安全、安静，必要时屏风遮挡，请无关人员回避等。

4. 核对医嘱，携用物至患儿床旁。

5. 识别患儿身份，向家长解释电复律的目的及过程，取得配合。

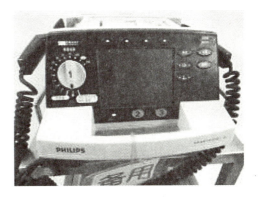

图5-73　除颤仪

【实施】

1. 非同步电复律

（1）呼叫患儿，判断意识，呼叫寻求帮助，记录时间。

（2）将患儿平卧于硬板床上或身下垫复苏板，见图5-74。

（3）掀开被子，松解衣扣、腰带，充分暴露除颤部位，观察患儿胸前区皮肤情况，使用干纱布擦干患儿除颤部位皮肤。

（4）打开除颤仪电源，选择合适大小的电极板，均匀涂抹导电糊，或以盐水纱布垫于电极板与患儿除颤部位皮肤之间，见图5-75。

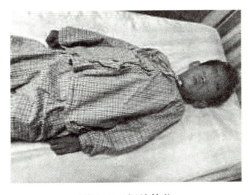

图5-74　摆放体位

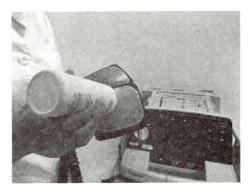

图5-75　涂抹导电糊

（5）确定除颤仪设置为非同步方式，旋转能量按钮，选择除颤能量。初始除颤能量为2J/kg，见图5-76。

（6）安放电极板：左手柄放置于胸骨中线右缘第2肋间，右手柄置于心尖区，两者至少间隔10cm，见图5-77。

（7）右手拇指按下所持手柄上的充电键，充电完毕，提醒其他人员及操作者本人离开病床，再次观察心电示波为心室纤颤波，压紧电极板并双手同时按下两电极板手柄上的放电键放电，见图5-78。

（8）除颤完毕，观察心电示波是否转复。记录时间。

（9）消毒双手，关闭除颤仪电源。

（10）清理患儿皮肤，整理床单位。除颤仪整理消毒备用。

（11）记录患儿生命体征，完成抢救记录。

2. 同步电复律　判断患儿心律失常类型，确定使用同步电复律除颤，开机后选择同步按钮和适当的电复律能量，其余步骤同非同步电复律，见图5-79。

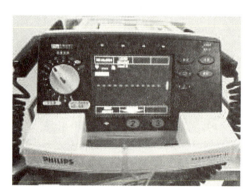

图 5-76　选择能量

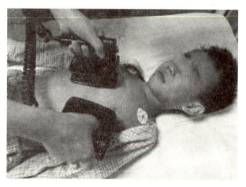

图 5-77　安放电极板

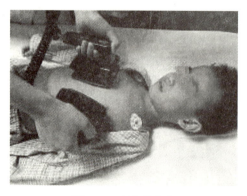

图 5-78　充电及放电

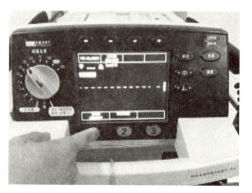

图 5-79　选择同步电复律

【评价】

患儿复律成功，皮肤无灼烧、无破损。

【注意事项】

1. 除颤时远离水及导电材料。断开与患儿相连的其他仪器设备，如心电图机。
2. 两电极板位置间隔至少 10cm，除颤时避开贴电极的位置。
3. 操作者及相关人员避免与患儿的病床接触，以免被电击。

第四节　其他专科护理技术

一、幼儿意识评估技术

意识是人对环境、自我的认知能力以及认知的清晰程度，是对环境的知觉状态。幼儿意识评估是为了了解患儿意识水平而采用的评估方法。

【目的】

1. 评估患儿的意识状态及精神状态。
2. 早期发现潜在病变，早期治疗。

【评估】

1. 评估患儿年龄及生长发育状况。
2. 评估患儿合作程度。

【计划】

1. 护士准备　着装整洁，洗手，戴口罩。
2. 用物准备　手电筒、手消毒液、护理记录单。
3. 环境准备　安全、安静、清洁。必要时屏风遮挡，请无关人员回避等。
4. 核对医嘱，携用物至患儿床旁。
5. 识别患儿身份，向家长解释意识评估的目的及过程，取得配合。

笔 记 栏

【实施】

1. 患儿取坐位或平卧。

2. 使用患儿能理解的语言进行提问。

（1）定向正常：指时间、地点、人物、定向力完好。

（2）应答错误：回答与所问相关，只是错误。

（3）言语错乱：回答与所问不相关，有可能重复或反复。

（4）言语难辨：只能发音，不能辨别所说内容。

3. 患儿进行肢体反应测试　可按指令完成 2 次不同的动作；施以刺激时，可指出疼痛位置：予疼痛刺激时，患儿能移动肢体尝试去除刺激；疼痛刺激以压眶上神经或甲床为准。

4. 患儿进行睁眼反应测试　自然睁眼是靠近患儿时，患儿能自主睁眼，护士不应说话、不应接触患儿；呼唤会睁眼是正常音量呼叫患儿，或高音量呼叫，不能接触患儿；有刺激或疼痛会睁眼是先轻拍或摇晃患儿，无反应后给予强刺激，例如，以笔尖刺激患儿第 2 或第 3 指外侧，并在 10 秒内增加刺激至最大患儿睁眼；对于各种刺激无睁眼反应。

5. 如有意识障碍要按照程度分级进行评估（如嗜睡、意识模糊、昏睡、昏迷）。

6. 整理用物。

【评价】

对患儿意识判断正确。

【健康教育】

告知家长若发现患儿意识障碍，立即报告医护人员。

【注意事项】

向家长解释，取得配合。动作轻柔、迅速、准确。

二、眼部给药技术

眼部给药技术是使用滴管或眼药滴瓶将药液滴入结膜囊的一种操作方法。

【目的】

达到杀菌、收敛、消炎、麻醉、扩瞳等治疗目的。

【评估】

1. 评估患儿用药史和过敏史。
2. 评估患儿年龄及配合程度。

【计划】

1. 护士准备　着装整洁，洗手，戴口罩。
2. 用物准备　无菌眼药滴瓶(内含医嘱用药液)，消毒棉球或棉签，弯盘。
3. 环境准备　安全、安静、清洁。必要时屏风遮挡，请无关人员回避等。
4. 核对医嘱，携用物至患儿床旁。
5. 识别患儿身份，向患儿及家长解释眼部给药的目的及过程，取得配合。

【实施】

1. 协助患儿取舒适的体位（坐位或仰卧位）。
2. 用药前再次核对。
3. 用棉签或棉球拭净眼部分泌物，患儿头稍后仰，眼向上看。
4. 一手将患儿上眼睑向上牵引。
5. 一手持滴管或滴瓶，滴管距离眼睑1～2cm，将药液1～2滴滴入眼部结膜囊内。

6. 轻轻提起上眼睑，使药液均匀扩散于眼球表面，并使患儿闭目1～2分钟。用棉球紧压泪囊部1～2分钟。以无菌棉球将多余药液由眼内眦向外轻拭，见图5-80。

7. 观察疗效反应，整理用物，洗手，记录给药时间并签名。

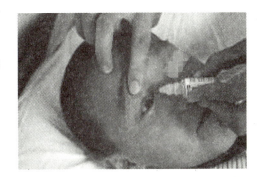

图 5-80　眼部给药

【评价】

给药后全身无不良反应，眼部疾病较前好转。

笔 记 栏

【健康教育】

1. 告知患儿保持眼部的清洁，预防感染。
2. 告知患儿滴两种以上眼药水时，需间隔 5～10 分钟。

【注意事项】

1. 勿用滴管末端触及睫毛及眼睑部，以防污染。
2. 角膜感觉敏感，药滴不宜直接滴落在角膜面上。角膜有溃疡或眼部有外伤或眼球术后，滴药后不可压迫眼球，也不可拉高上眼睑。
3. 预防药液流到鼻咽部吸收入血引起全身反应。

三、泪道冲洗技术

泪道冲洗技术是检查泪道是否通畅或有外伤性损伤者检查泪小点是否断裂的一种方法。

【目的】

1. 清除泪囊区脓性分泌物，清洁、消炎等。
2. 手术前清洗泪道或验证手术后泪道是否通畅。

【评估】

1. 评估患儿用药史和过敏史。
2. 评估患儿年龄及配合程度。

【计划】

1. 护士准备　着装整洁，洗手，戴口罩。
2. 用物准备　无菌弯盘，包含泪道冲洗针 5ml（内含医嘱用药液），消毒棉球或棉签，见图 5-81 和图 5-82。
3. 环境准备　安全、安静、清洁。必要时屏风遮挡，请无关人员回避等。
4. 核对医嘱，携用物至患儿床旁。
5. 核对患儿及眼别，向患儿及家长解释眼部给药的目的及过程，取

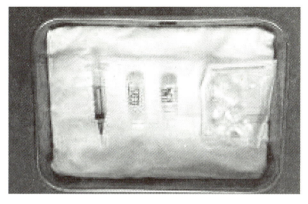

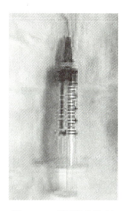

图 5-81　泪道冲洗用物　　　　　　图 5-82　泪道冲洗针

得配合。

【实施】

1. 协助患儿取舒适的体位（仰卧位）。

2. 用药前再次核对患儿及眼别。

3. 用棉签或棉球拭净眼部分泌物，患儿头稍后仰，眼向上看。

4. 左手将患儿下眼睑向下牵引，暴露下泪小点（泪小管狭小者应先用泪点扩大器扩大泪点后再行冲洗）。

5. 右手持泪道冲洗针将针头垂直插入下泪小管 1～2mm，然后转为水平方向向鼻侧进入，到达鼻骨，将冲洗液缓慢注入泪道，同时查看有无液体流入口鼻腔或经泪小点返回，见图 5-83。

6. 冲洗完毕后退出针头，用无菌棉球擦净流出的药液及分泌物。

7. 观察疗效反应，整理用物，洗手，记录给药时间并签名。

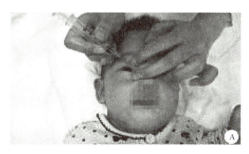

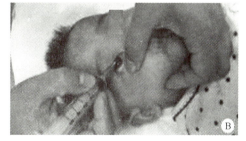

图 5-83　泪道冲洗
A. 正面；B. 侧面

【评价】

1. 冲洗后局部及全身无不良反应，泪小管通畅。
2. 泪道冲洗液体反流的性质及量。

【健康教育】

告知家长保持患儿眼部的清洁。

【注意事项】

1. 固定好患儿头部，避免患儿晃动，以免造成泪小管撕裂伤。
2. 泪道冲洗针一定要到达鼻骨骨壁。推注药液时观察有无阻力。
3. 药液可能流到鼻咽部，避免呛咳。

四、耳部给药技术

耳部给药是使用滴管或耳药滴瓶将药液滴入耳道的给药方法。

【目的】

安全有效地通过内耳道给药，达到清洁、消炎的目的。

【评估】

1. 评估患儿用药史和过敏史。
2. 评估患儿年龄及配合程度。

【计划】

1. 护士准备 着装整洁，洗手，戴口罩。
2. 用物准备 耳药滴瓶（内含医嘱用滴耳药液）、消毒棉签、小棉球，按需要备 3% 过氧化氢溶液、吸引器、消毒吸引器头。
3. 环境准备 安全、安静、清洁。必要时屏风遮挡，请无关人员回避等。
4. 核对医嘱，携用物至患儿床旁。
5. 识别患儿身份，向患儿及家长解释耳部给药的目的及过程，取得配合。

笔记栏

【实施】

1. 协助患儿取坐位或卧位，头偏向健侧，患耳朝上。

2. 用药前再次核对。

3. 清洁耳道，吸净耳道内分泌物，必要时用 3% 过氧化氢溶液反复清洗至清洁，以棉签拭干。

4. 用一手将耳郭向上轻轻牵拉，使耳道变直，另一只手持滴瓶，掌跟轻置于耳郭旁，将药液 2～3 滴滴入耳道，轻压耳屏，见图 5-84。

5. 嘱患儿保持体位 1～2 分钟，观察有无出现迷路反应，如眩晕、眼球震颤等。

6. 整理用物，洗手，记录给药时间并签名。

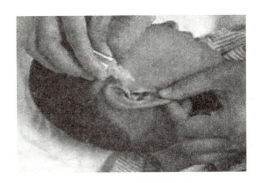

图 5-84 耳部给药

【评价】

达到预期疗效。用药后局部及全身有无不良反应。

【健康教育】

告知患儿保持耳部的清洁，预防感染。用药中若有不适，及时通知医护人员。

【注意事项】

1. 注意避免滴管触及外耳道。

2. 3 岁以上患儿将其外耳向上向外拉；3 岁以下将其外耳向下向后拉。

五、鼻部给药技术

鼻部给药是指安全有效地通过鼻腔滴入药物的方法。

笔 记 栏

【目的】

1. 通过鼻腔滴入药物，达到消炎、消肿、抗过敏、止血的目的。
2. 滴入血管收缩剂，减少分泌，减少鼻塞症状。

【评估】

1. 评估患儿用药史和过敏史。
2. 评估患儿年龄及配合程度。

【计划】

1. 护士准备　着装整洁、洗手、戴口罩。
2. 用物准备　滴鼻药瓶（内含所需药液）、纸巾。
3. 环境准备　安全、安静、清洁。必要时屏风遮挡，请无关人员回避等。
4. 核对医嘱，携用物至患儿床旁。
5. 识别患儿身份，向患儿及家长解释鼻部给药的目的及过程，取得配合。

【实施】

1. 协助患儿取坐位，头向后仰，或取垂头仰卧位。如治疗上颌窦、额窦炎时，则取头后仰并向患侧倾斜。

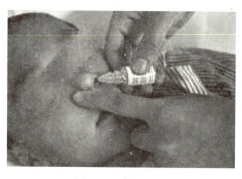

图 5-85　鼻部给药

2. 用药前再次核对。

3. 用一手轻轻推鼻尖以充分暴露鼻腔，另一手持滴管距鼻孔约 2cm 处滴入药液 3～5 滴，见图 5-85。

4. 轻捏鼻翼，使药液均匀滴于鼻腔黏膜上。

5. 嘱患儿或协助患儿保持此姿势约 5 分钟，用棉球将鼻孔外药液擦拭干净。

6. 观察疗效反应，并注意有无出现反跳性黏膜充血加剧。

7. 整理用物，洗手，记录给药时间并签名。

【评价】

达到预期疗效。用药后局部及全身无不良反应。

【健康教育】

向患儿及家长介绍所滴药物的作用、不良反应等。患儿用药中若有不适，及时通知医护人员。

【注意事项】

1. 动作应轻柔，滴入药量准确。
2. 注意瓶口勿接触鼻孔，如用滴鼻管，插入约 1.5cm；侧卧位应将药液滴入下方鼻孔；年长儿可嘱其张口呼吸，以预防患儿将药物吸入气道。

六、皮肤、黏膜给药技术

皮肤、黏膜给药是指通过皮肤或黏膜涂擦给药的方法。

【目的】

将药物直接涂于皮肤，以起到局部治疗的作用。

【评估】

1. 评估患儿用药史和过敏史。
2. 评估患儿的年龄及配合程度。
3. 评估患儿病情及皮肤、黏膜疾患情况。

【计划】

1. 护士准备　着装整洁，洗手，戴口罩。
2. 用物准备　皮肤用药、棉签、弯盘，必要时备清洁皮肤用物。
3. 环境准备　安全、安静、清洁。必要时屏风遮挡，请无关人员回避等。
4. 核对医嘱，携用物至患儿床旁。
5. 识别患儿身份，向患儿及家长解释皮肤、黏膜给药的目的及过程，取

笔记栏

得配合。

【实施】

1. 暴露皮损部位，用温水或中性肥皂清洁皮肤，如皮炎则只用温水清洗即可。

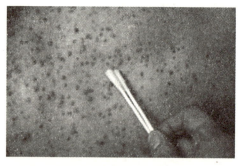

图5-86　皮肤、黏膜给药

2. 用药前再次核对。

3. 根据药液剂型的不同使用方法如下。

（1）溶液剂：用一次性中单垫于患儿患处，用镊子持浸湿药液的棉球涂抹患部，待干，亦可用湿敷法给药，见图5-86。

（2）糊剂：用棉签将药糊直接涂于患处，药糊不宜涂得太厚，亦可先将糊剂涂在纱布上，然后贴在皮损处，外加包扎。

（3）软膏：用擦药棒或棉签将软膏涂于患处，不必过厚，如为角化过度的受损，应略加摩擦，除溃疡、大片糜烂皮损外，一般不需要包扎。

（4）乳膏剂：用棉签将乳膏剂涂于患处。

（5）酊剂和醋剂：用棉签蘸药涂于患处。

（6）粉剂：将药粉均匀地扑撒在皮损上。

4. 观察疗效反应，整理用物，洗手，记录给药时间并签字。

【评价】

皮损较前好转，用药后无不良反应。

【健康教育】

1. 向患儿及家长介绍所涂药物的用法、作用。
2. 告知患儿及家长保持皮肤的清洁，预防感染。

【注意事项】

1. 涂药糊时不宜涂得太厚，如为角化过度的受损，应略加摩擦，除溃痂、大片糜烂皮损外，一般不需要包扎。

2. 乳膏剂禁用于渗出较多的急性皮炎。

3. 酊剂和醑剂因药物有刺激性，不宜用于糜烂面的急性皮炎，黏膜及眼、口的周围。

4. 粉剂多次应用后常有粉块形成，可用温 0.9% 氯化钠溶液湿润后除去。

七、导 尿 技 术

导尿技术是在严格无菌操作下，用无菌导尿管经尿道插入膀胱引流出尿液的方法。其常用于术前准备，尿潴留，留尿做细菌培养，准确记录尿量，注入造影剂，膀胱冲洗，探测尿道有无狭窄等。

【目的】

1. 解除尿潴留，解除患儿的痛苦。

2. 采集尿培养标本，以辅助诊断。

3. 为手术患儿排空膀胱内尿液，防止术中误伤膀胱。

4. 便于准确测量尿量、比重，观察肾功能。

5. 使有会阴部伤口、压疮及尿失禁患儿保持会阴部周围皮肤清洁、干燥。

【评估】

1. 评估患儿的年龄、性别、病情及合作程度。

2. 评估患儿的膀胱充盈度及会阴部皮肤、黏膜情况。

【计划】

1. 护士准备　着装整齐，洗手，戴口罩。

2. 用物准备

（1）备齐物品：治疗盘 1 个，一次性导尿包 1 个（内有：弯盘 1 个，孔巾 1 条，治疗碗 2 个，纱布 2 块，液状石蜡 1 瓶，持物钳 2 把，棉球 8 个，尿培养瓶 1 个，塑料药杯 1 个，无菌手套 1 副），气囊导尿管 1 根，集尿袋 1 个，10ml 注射器 1 个，无菌生理盐水 1 瓶，碘伏 1 瓶，别针 1 个，尿垫 2 个，见图 5-87。

（2）打开导尿包，合理展开物品，导尿管去外包装以无菌技术操作放入导尿包内，分别倒入无菌 0.9% 氯化钠溶液、碘伏所需量于塑料药杯、盛棉球的治疗碗内，见图 5-88。

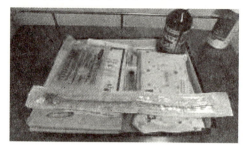

图 5-87　导尿用物

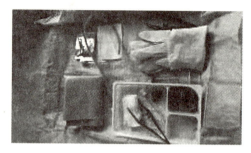

图 5-88　摆放导尿用物

3. 环境准备　病房适宜的温湿度，关闭门窗，保护隐私的围帘或屏风。

4. 核对医嘱，携用物至患儿床旁。

5. 识别患儿身份，向患儿及家长解释导尿的目的及过程，取得配合。

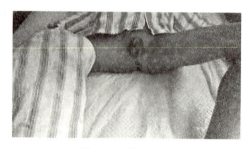

图 5-89　臀下垫巾

【实施】

1. 操作者站于患儿右侧，协助患儿取仰卧位；脱去患儿左侧裤腿盖在右腿上，暴露会阴部。将一次性尿垫垫于患儿臀下，见图 5-89。

2. 消毒外阴部　打开一次性导尿包，用消毒棉球擦洗患儿外阴部。男孩擦洗顺序为：用纱布包裹阴茎并提起，将包皮向后推至冠状沟，暴露尿道外口，自尿道外口向上旋转消毒至冠状沟，共 3 遍，再自阴茎的腹侧消毒至阴囊上部皮肤，共 2 遍，见图 5-90。女孩擦洗顺序为：由外到内，共 2 遍。

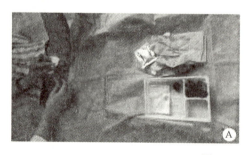

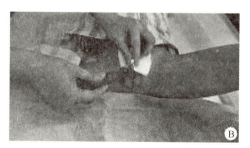

图 5-90　消毒外阴

A. 放好消毒用物；B. 消毒外阴

3. 戴无菌手套。

4. 铺洞巾　将洞巾对准尿道口放下，注意操作时勿污染手套。

5. 检查尿管气囊　取 10ml 注射器抽空气注入导尿管气囊，将气囊放入 0.9% 氯化钠溶液杯内查看是否漏气。然后将空气抽出，以注射器抽 10ml 0.9% 氯化钠溶液放盘内备用，见图 5-91。

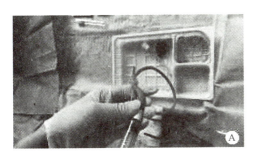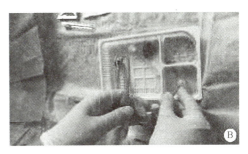

图 5-91　检查尿管气囊
A. 充气；B. 检查气囊

6. 润滑导尿管　取持物钳夹液状石蜡棉球，润滑导尿管前端 5cm（图 5-92），持物钳及导尿管放治疗碗内移至会阴部下方。

7. 再次消毒尿道外口，见图 5-93。

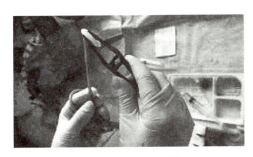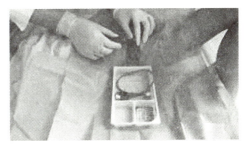

图 5-92　润滑导尿管　　　　　图 5-93　再次消毒尿道外口

8. 男孩：左手提起阴茎使其与腹壁成 60° 角，右手持导尿管前端，由尿道口轻轻插入，见图 5-94。见有尿液流出后，再插入 1cm，左手扶持导尿管，右手取持物钳夹闭导尿管。女孩：从尿道口轻轻插入，方法相同，但勿插入阴道。

9. 留取尿培养标本　取无菌培养瓶接取中段尿液，见图 5-95，留取完毕以持物钳夹闭导尿管。

10. 取已抽取 0.9% 氯化钠溶液的注射器由气囊管道开口端注入 0.9% 氯化钠溶液 3～5ml（图 5-96），轻轻抽动导尿管，观察是否固定牢固。

11. 连接集尿袋，从孔巾孔穿出（图 5-97），通过大腿下方用别针固定在床沿床单处。

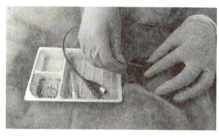

图 5-94 插入导尿管

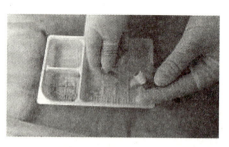

图 5-95 留取尿标本

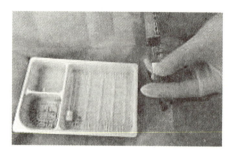

图 5-96 气囊注水

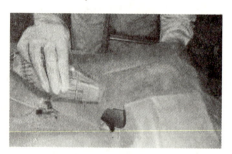

图 5-97 连接集尿袋

12. 无需留置尿管者，导尿毕，拔出尿管，撤去孔巾、导尿包及弯盘等物，取出尿垫，脱去手套。协助患儿穿裤子，取合适体位。

13. 整理用物，洗手，记录导尿的时间，以及尿液的颜色、性质和量。

【评价】

导尿过程顺利完成，尿管固定良好、通畅。

【健康教育】

1. 告知患儿保持会阴部的清洁，预防感染。

2. 提醒患儿及家长防止导尿管打折、弯曲、受压、脱出等情况发生。

3. 指导患儿及家长保持尿袋高度低于耻骨联合水平，防止逆行感染。

【注意事项】

1. 女孩导尿时如误入阴道，应更换导尿管重新插入尿道。

2. 尿潴留患儿一次性导出尿量不超过 1000ml，以防出现虚脱和出血。

笔 记 栏

3. 留置尿管时每班评估导管的固定、通畅，引流液色、质、量等情况。

4. 根据医嘱定时夹闭尿管，进行膀胱功能训练，以增强控制排尿的能力。

八、膀胱冲洗技术

膀胱冲洗技术是通过留置导尿管或耻骨上膀胱造瘘管，将药液输注入膀胱内，然后再经导管排出体外，如此反复多次将膀胱内残渣、血液、脓液等冲出，防止感染或堵塞尿路的一种技术。

【目的】

1. 去除膀胱内异物，如血凝块、黏液及沉淀物等。

2. 防止尿管阻塞，保持尿液引流通畅。

3. 注入药物，治疗尿路感染及某些膀胱隐患。

【评估】

1. 评估患儿的年龄、病情及合作程度。

2. 评估留置导尿的类型、通畅度、尿液的颜色、分泌物的性状等情况。

【计划】

1. 护士准备　着装整齐，洗手，戴口罩。

2. 用物准备

（1）备齐物品：治疗盘1个，膀胱冲洗包1个（内有治疗碗2个、注洗器1个、持物钳1把、药杯1个、纱布2块、棉球4个、治疗巾1块），1∶5000呋喃西林溶液1瓶（温度37～38℃），0.5%碘伏1瓶，无菌手套1副。

（2）打开膀胱冲洗包，暴露内物品，物品摆放见图5-98，分别倒1∶5000呋喃西林溶液、0.5%碘伏于治疗碗、药杯内，盖上治疗巾备用。

3. 环境准备　调节病室温度，关闭门窗，屏风遮挡。

4. 核对医嘱，携用物至患儿床旁。

5. 识别患儿身份，向患儿及家长

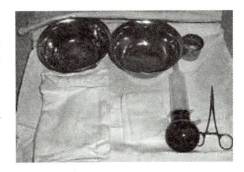

图 5-98　膀胱冲洗用物

解释膀胱冲洗的目的及过程，取得配合。

【实施】

1. 协助患儿取平卧位，暴露造瘘管，见图5-99。

2. 戴无菌手套，取无菌治疗巾铺于尿管下，以无菌持物钳取出一个治疗碗放于治疗巾上（用以接纳冲洗液及用过的棉球），取纱布一块置导尿管旁。

3. 分离造瘘管与尿袋管　将两管接头处分离，左手将造瘘管尾端向上反折并固定，右手将尿袋管接头放于无菌纱布内层保护，见图5-100。

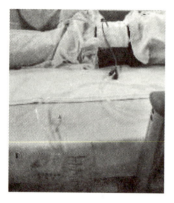 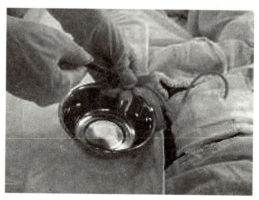

图5-99　暴露造瘘管　　　　　　图5-100　分离造瘘管与尿袋管

4. 使用持物钳取碘伏棉球消毒造瘘管口，见图5-101。

5. 取一块纱布置于左手，垫于导尿管口下，用冲洗器吸呋喃西林溶液，再与造瘘管连接，并缓缓注入膀胱，见图5-102。

6. 注入膀胱后，让冲洗液自行流出或缓慢松开球囊吸出，抽吸液排入另一个治疗碗内。

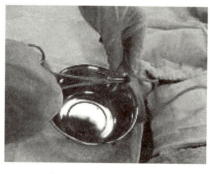 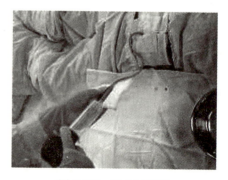

图5-101　消毒造瘘管口　　　　　　图5-102　注入冲洗液

7. 如此反复冲洗，直至冲洗液澄清为止。

8. 冲洗完毕，使用持物钳取碘伏棉球消毒造瘘管口及尿袋接头，连接，见图 5-103，或重新更换尿袋。

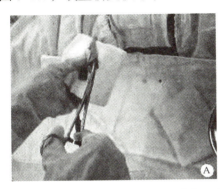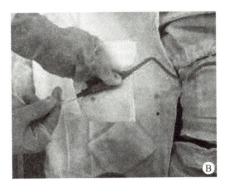

图 5-103　消毒、连接造瘘管和尿袋接头

9. 撤去治疗碗、治疗巾，脱去手套。

10. 整理床单位。记录冲洗液名称、冲洗量及引流液的性质和总量。

【评价】

1. 留置造瘘管固定良好、通畅。

2. 冲洗过程中，患儿无不适，膀胱内容物冲洗干净。

【健康教育】

1. 冲洗时嘱患儿深吸气，尽量放松，以减少疼痛。若患儿有腹胀、腹痛、膀胱收缩剧烈等情况，应及时告知操作者。

2. 鼓励患儿多饮水，以起到冲洗的作用。

【注意事项】

1. 冲洗过程中，避免用力回抽造成黏膜损伤。

2. 冲洗后密切观察患儿的血压、脉搏、呼吸。如出血较多或血压下降，应立即报告医师处理，并注意准确记录冲洗液量。

九、轴线翻身技术

轴线翻身是指将患儿的头肩部和腰、腿保持在一条线上，同时同向翻动，

笔 记 栏

不能有扭动的翻身方法。

【目的】

1. 协助髋关节术后、下肢石膏固定、脊椎损伤及脊椎手术的患儿在床上翻身。

2. 预防压疮，增加患儿舒适感。

3. 预防脊椎再损伤及关节脱位。

【评估】

1. 评估患儿病情、意识状态及配合能力。

2. 评估患儿损伤部位、伤口情况和管路情况。

【计划】

1. 护士准备　着装整洁，洗手，戴口罩。

2. 用物准备　棉被、枕头、浴巾，年龄较小患儿需备好尿垫。

3. 环境准备　关闭门窗，必要时屏风遮挡，请无关人员回避。

4. 核对医嘱，携用物至患儿床旁。

5. 识别患儿身份，向患儿及家长解释翻身的目的及过程，取得同意。

【实施】

1. 帮助患儿移去枕头，见图 5-104。

2. 操作者站于患儿两侧，将患儿平移至患肢一侧床旁，见图 5-105。

3. 使患儿双手上举，以身体纵轴为轴翻动，见图 5-106。

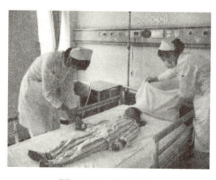

图 5-104　移去枕头

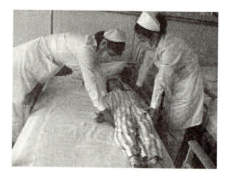

图 5-105　移至床一侧

4. 使患儿保持俯卧位，见图 5-107。

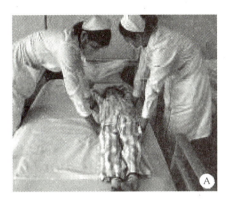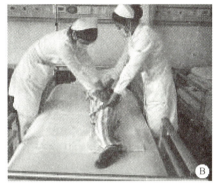

图 5-106　轴线翻身
A. 患儿双手上举；B. 患儿以身体纵轴为轴翻动

【评价】

1. 患儿生命体征平稳，无不适。

2. 翻身后观察受压部位无破损。

3. 引流管固定妥善，引流管通畅。

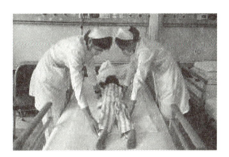

图 5-107　俯卧位

【健康教育】

1. 指导患儿使用床旁呼唤装置，如有不适，立即呼叫医护人员。

2. 翻身时，随时提醒患儿注意事项及配合方法。

【注意事项】

1. 翻转患儿时，应注意保持脊椎平直，以维持脊柱的正确生理弯度，避免躯干扭曲，加重脊柱骨折、脊髓损伤和关节脱位。翻身角度不可超过 60°，避免脊柱负重增大而引起关节突骨折。

2. 患儿有颈椎损伤时，勿扭曲或者旋转患儿的头部，以免加重神经损伤引起呼吸肌麻痹。

3. 翻身时注意为患儿保暖并防止坠床，加固好床档。

4. 准确记录翻身时间。

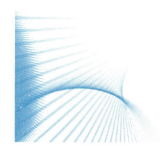

参 考 文 献

高世凤，朱元凤，侯静，等. 2007.门诊小儿头皮静脉输液中的护理风险及干预. 护理实践与研究，4（10）：65-67

李小萍. 2006.基础护理学. 北京：人民卫生出版社

梁仁瑞，梁爱萍，吴丽，等. 2009.血液肿瘤患者PICC意外拔管原因分析及对策. 护理学报，16（14）：37，38

刘金荣，白秀珍. 2008.提高小儿静脉输液成功率的探讨. 职业与健康，24（3）：263

刘晓丹. 2011.儿科护理规范化操作. 北京：人民军医出版社

楼建华. 2006.儿科护理操作指南. 上海：上海科学技术出版社

尼春萍. 2011.基础护理技术. 北京：人民卫生出版社

钱晓路，桑未心. 2011.临床护理技术操作规程. 北京：人民卫生出版社

乔爱珍. 2010.外周中心静脉导管技术与管理. 北京：人民军医出版社

沈南平. 2011.临床护理技术图解丛书——儿科护理技术. 北京：人民卫生出版社

史学，陈建军. 2008.实用儿科护理及技术. 北京：科学出版社

汤波静. 2011.提高小儿头皮静脉穿刺成功率的方法分析. 中国实用护理杂志，27（8）：27，28

王建荣. 2009.静脉治疗护理实践指南与实施细则. 北京：人民军医出版社

王建荣，张雅君. 2008.基本护理技术操作规程与图解. 第2版. 北京：人民军医出版社

王玮亿. 2007.小儿外科护理手册. 北京：北京大学医学出版社

张齐放，何美朵，陶永琳. 2010.儿科护理基础知识与技能1000问. 北京：科学出版社

仲剑平. 2012.医疗护理技术操作常规. 第4版. 北京：人民军医出版社